老年眼病自助手册

自助手册

张颖 编著

人民卫生出版社

图书在版编目（CIP）数据

老年眼病自助手册/张颖编著．—北京：人民卫生出版社，2017
ISBN 978-7-117-25502-8

Ⅰ.①老…　Ⅱ.①张…　Ⅲ.①老年病－眼病－防治－手册
Ⅳ.①R77-62

中国版本图书馆 CIP 数据核字（2017）第 277374 号

人卫智网　**www.ipmph.com**	医学教育、学术、考试、健康，	
	购书智慧智能综合服务平台	
人卫官网　**www.pmph.com**	人卫官方资讯发布平台	

老年眼病自助手册

编　　著：张　颖
出版发行：人民卫生出版社（中继线 010-59780011）
地　　址：北京市朝阳区潘家园南里 19 号
邮　　编：100021
E - mail：pmph @ pmph.com
购书热线：010-59787592　010-59787584　010-65264830
印　　刷：三河市潮河印业有限公司
经　　销：新华书店
开　　本：710×1000　1/16　印张：11
字　　数：163 千字
版　　次：2018 年 1 月第 1 版　2018 年 1 月第 1 版第 1 次印刷
标准书号：ISBN 978-7-117-25502-8/R·25503
定　　价：55.00 元

打击盗版举报电话：010-59787491　E-mail：WQ @ pmph.com
（凡属印装质量问题请与本社市场营销中心联系退换）

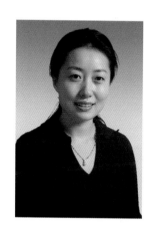

张颖

  中国人民解放军总医院眼科专家，副主任医师，眼科学博士。于解放军总医院眼科工作十余年，临床经验丰富，专业技术熟练，尤其擅长眼底疾病、眼外伤以及葡萄膜炎、白内障、青光眼等各类眼病的诊治。专长于白内障超声乳化切除、抗青光眼、视网膜脱离复位、玻璃体切除等手术，并开展了大量眼内药物注射与眼底激光治疗。在国内外 SCI、统计源期刊发表论文 30 余篇，参编专著 5 部，获国家专利 2 项；承担及完成国家自然科学基金及军队课题多项；荣获军队及医院科技进步二等奖 3 项。

序言

随着社会进步和国民经济的发展，人们的健康水平越来越好，平均寿命也越来越长，人口老龄化成为世界各国面临的现实问题，老年人的健康保健越来越引起人们的关注。随着年龄的增长，身体的各个器官在慢慢退化，尤其是眼睛，眼球及眼周围的组织结构缓慢变化，导致临床上常见的视力下降，如老视、老年性白内障，严重影响老年人的身心健康和视觉功能，给社会、家庭、工作和生活都带来一定影响。

本书正是为了满足老年人的生活需求而编著的，编者根据多年来眼科临床工作经验和体会，结合老年人群常见的眼病症状，临床表现，参考了近年来国内外防治老年眼病的最新成果和相关资料编纂而成。

全书共分为七大部分，对老年人常见眼病，如白内障、青光眼、老年黄斑变性、糖尿病视网膜病变及视网膜血管性疾病的眼部症状，视力下降的原因进行了客观分析。并对全身疾病相关的眼病（如高血压眼底动脉硬化，糖尿病眼病，肾病相关眼病及常见脑血管病相关眼病，风湿免疫系统疾病相关眼病，血液病相关眼病等）或眼部症状进行了仔细解读。根据临床工作中经常遇到的、老年患者经常提出的一些重要问题，以通俗易懂的问答形式及简明扼要的预防小贴士方式，分别作了较详细的阐述。第五和第六部分还对老年人眼部用药、日常眼保健、老年人眼部营养和合理饮食给予了仔细指导。

　　本书编者在解放军总医院眼科工作 10 多年,积累了丰富的临床经验,参考了大量的国内外文献,完全利用业余时间编写而成,耗费了大量的时间和精力。我愿意将此书推荐给老年眼病患者及基层医务人员,可供自学或临床工作中参考。

解放军总医院眼科教授、主任医师　张卯年

2017 年 8 月 18 日

晚霞灿烂落红美，人到花甲正金秋。所以说，人生当惜老年时。

由盛年缓步前行，越来越多的人加入社会最智慧的群体，也成为每个家庭中健康的重点关注对象。在此过程中，很多朋友及其家人开始体验老年才到病还催的无奈。

其实，除了病患本身带来的痛苦与不便，健康问题带来的困扰，多半是由于对疾患产生的迷惑和无助感。眼科学专科性较强、亚专科分支众多，人群中眼相关的保健知识普及还不够广泛。当发生"纵逢晴景如看雾，不是春天亦看花""夜昏乍似灯将灭，朝暗长疑镜未磨"等情形时，老年朋友难免陷入投医四顾心茫然的困境。

奉献给老年朋友这本《老年眼病自助手册》。希望通过简单的查阅，将眼疾给您带来的疑虑迎刃而解。帮助您从容、及时、理性就医，恰当配合医生诊疗，获得满意的治疗效果。同时，通过日常阅读可以掌握眼病的发生规律，建立正确客观的眼病防护观念，树立良好心态，积极应对和看待眼部问题。

渴望本书中的问答、建议及温情提示，给予您面对眼部困扰时"不畏复不忧"的帮助和力量。莫道桑榆晚，为霞尚满天。真诚祝愿老年朋友们安康幸福！

作者　张颖

2017 年 8 月 1 日于北京

目录

第一部分 了解我们的眼睛

第二部分 常见眼部症状问答——自助就医指南

👁 第三部分　老年常见眼病及防治须知

第四部分　老年人全身疾病相关眼病

第五部分 眼科常见检查和治疗简介

第六部分 眼部用药与保健小常识

第七部分 老年人眼部营养与饮食

了解我们的眼睛

一　眼的基本构造

　　眼是人体组织结构中最为精细的器官,能够接收外界信息,产生并传递视觉冲动给大脑视中枢。两个眼球位于眼眶内,表面受眼睑的保护,周围各有六条眼外肌协调眼球运动。此外,眼眶中还有大量脂肪填充,血管和神经组织走行。位于眼球后部的视神经延伸入颅内形成视觉通路,直至大脑枕部的视觉中枢。从眼球的各组织、到视路直至视中枢,其间任何组织结构和功能的完整性遭到破坏,均无法确保正常的视功能。同时,两个眼球位置、运动和功能的正常,使我们得以拥有双眼单视、深度觉和立体视觉(图 1-1,图 1-2)。

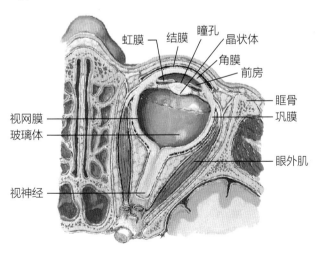

图 1-1　眼球眼眶水平剖面图

（一）眼球

为近似球形的照相机,正常成人眼球水平径 23.5mm,双眼平视突出度为 12~14mm,两侧相差小于 2mm。简单来讲,眼球由屈光系统和感光系统两部分构成。屈光系统相当于光学仪器中的镜头和棱镜,从外向里由角膜、房水、晶状体和玻璃体复合构成。屈光介质的匀质和透明性确保外部入射光线清晰聚焦在视网膜。视网膜好比底片,对投射进来的光刺激进行处理,光电转换后,视觉信息由神经递质通过视路传导至视中枢,经过整合加工处理形成最终的视觉(图 1-3,图 1-4)。

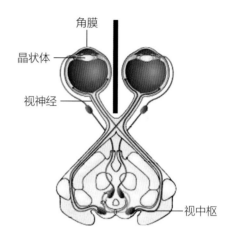

图 1-2　双眼视路、视中枢水平剖面示意图

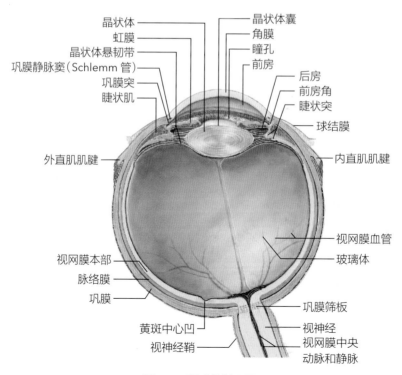

图 1-3　眼球纵剖面图

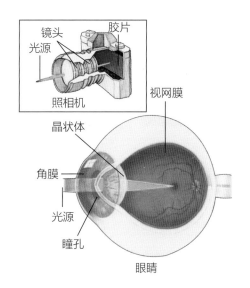

图 1-4　眼球可简单比作照相机

角膜即俗称的"黑眼珠"。角膜透明无色，"黑色"其实是透露眼内虹膜的颜色。它是眼球最前面中央、直径为 10~13mm 的近圆形球壁结构。角膜分布着丰富的神经末梢，知觉非常敏感。所以累及角膜的眼病和外伤多伴有明显的疼痛和异物感。

巩膜即"眼白"部分，为瓷白色的眼球壁，与角膜相连，共同构成相对坚韧和有一定弹性的眼球外壳。血管和神经主要分布在其表层，所以巩膜组织代谢缓慢，炎症容易迁延、疼痛明显。

结膜是连续贴附在巩膜和眼睑内面的一层半透明、光滑、柔软的黏膜，有血管和淋巴细胞分布，松弛、可推动。结膜有基础泪液分泌腺，保持眼表的湿润。

泪膜为覆盖在眼球表面的超薄泪液层，主要由脂质层、水样层和黏蛋白层构成（图 1-5），其分泌量及成分的正常、涂布及代谢的稳定性与

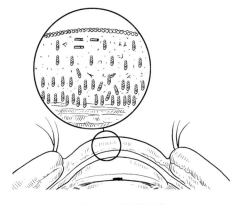

图 1-5　眼表泪膜

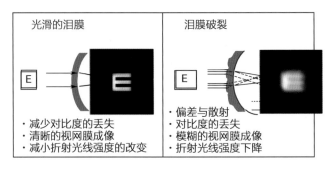

图 1-6　泪膜对成像的影响

眼表（角膜和结膜上皮细胞）的健康息息相关。而且健康稳定的泪膜对于屈光系统清晰成像非常重要（图 1-6）。

葡萄膜是球壁中层的富含色素的血管膜，颜色像紫色的葡萄，从前向后分为虹膜、睫状体和脉络膜。其血流缓慢易滞留，血管通透性强易渗漏，抗原、免疫活性物质较多，具有类似外周免疫器官淋巴结的功能。因此葡萄膜疾病主要以炎症为主，易引起免疫应答反应。如果长期反复，炎症常扩散至眼内及相邻组织。因血管极为丰富，葡萄膜的创伤易导致眼内出血。

虹膜为一圆盘形、放射状血管膜，周边根部与睫状体相连，后面有晶状体依托，将眼球前节分隔为前房和后房。虹膜中央有一圆孔，即瞳孔，直径为 2.5~4mm，可受瞳孔开大肌、括约肌调节大小。瞳孔好比照相机的"光圈"，通过其大小的调节控制进入眼内的光线数量，影响光学系统的焦深、球面差和色差，保证适量光线投射、视网膜清晰呈像。瞳孔的大小受光线、情绪、药物、年龄、屈光以及多种生理和病理状态的影响，是眼科检查的一个重要体征。

睫状体前接虹膜根部，向后延连脉络膜，切面为三角形，底部贴附于巩膜内壁，环绕晶状体赤道部。睫状突上皮细胞分泌房水。它的内层环形肌毗邻晶状体悬韧带，其向心性收缩导致悬韧带向前、向内运动从而松弛，进而晶状体变突、屈光力增加；而外层纵行纤维前连巩膜突、后接脉络膜，其收缩一方面把巩膜突拉后，使巩膜突之前的 Schlemm 管开放、小梁网变宽，调节房水引流和眼压,另一方面将脉络膜向前牵引,对屈光轴深进行微调。睫状体神经丛密集,因此炎症时痛感明显。

脉络膜是位于巩膜和视网膜之间的血管膜。其血供丰富,为毗邻的外层视网膜供给营养、散热、辅助代谢;密集的色素起遮光作用,使整个玻璃体腔形成一个"暗房"。一些全身系统疾病可以通过血循环转移至此(图 1-7)。

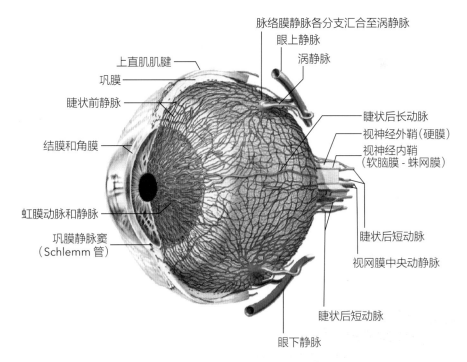

脉络膜静脉各分支汇合至涡静脉
眼上静脉
涡静脉
上直肌肌腱
巩膜
睫状前静脉
睫状后长动脉
视神经外鞘(硬膜)
结膜和角膜
视神经内鞘
(软脑膜 - 蛛网膜)
虹膜动脉和静脉
巩膜静脉窦
(Schlemm 管)
睫状后短动脉
视网膜中央动静脉
睫状后短动脉
眼下静脉

图 1-7　眼球的血管系统

房水充满前后房,协助维持眼压,并营养角膜、晶状体和玻璃体。房水的循环路径:自睫状上皮分泌到后房,通过瞳孔流入前房,再从前房角的小梁网排出眼外。若房水生成过多,或排出受阻,均会引起眼压升高,即青光眼。

前房角位于角巩膜与虹膜根部的夹角，有海绵状的小梁网，具有筛网的作用，是房水排出的主要途径。当其解剖结构或功能异常时，以及房水中炎细胞、积血等物质阻塞筛网的情况下，房水流出通道受阻，眼压升高（图1-8）。

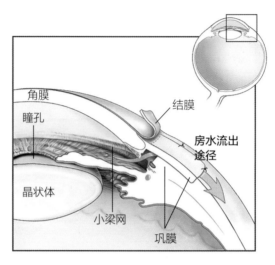

图 1-8　房水循环示意图

晶状体简称晶体，是透明、富有弹性的双凸透镜结构，由排列整齐的同心性长纤维细胞核、皮质和包绕的弹性囊膜构成。晶状体位于后房，在虹膜后表面和玻璃体前表面之间，并通过众多纤细的悬韧带连接于睫状体。睫状肌的收缩与松弛可以调节晶状体的厚薄，从而改变其屈光力。晶状体无血管及神经，依靠晶状体囊及其上皮细胞与房水和玻璃体进行物质交换，维持其营养和代谢。

玻璃体为无色透明胶体，主要由组织有序的胶原纤维和透明质酸组成，位于晶状体后面，充满眼球后 4/5 的空腔。玻璃体亦有屈光功能，对晶状体、视网膜等周围组织有支持、减震和营养作用。

视网膜是一层半透明的膜，位于眼球壁最内层，由内层的神经上皮和外层的色素上皮组成。它是接受光刺激、形成视觉并进行神经信息传递的第一站，结构和功能非常复杂且精细。黄斑是视网膜视觉最敏锐的特殊区域，富含叶黄素，位于后极部无血管区，中央称为"黄斑中心凹"，形成精确视力和色觉，因此黄斑病变严重影响视功能。视盘是黄斑鼻侧一竖椭圆淡红色区，为视网膜视觉纤维汇集向视觉中枢传递出眼球的部位，无感光细胞，故视野上为固有的生理盲点暗区。视盘中央有个颜色较淡的小凹陷叫视杯，视杯与视盘的比例即杯盘比（C/D 值），一般在 0.3 左右。视网膜也是全身唯一可在活体观察血管及其分布的组织，成为眼部和某些全身疾病观察病情的重要窗口（图 1-9，图 1-10）。

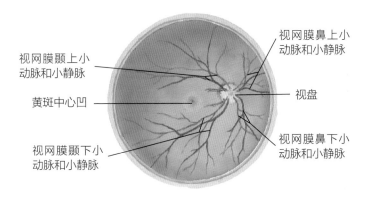

图 1-9　正常眼底示意图

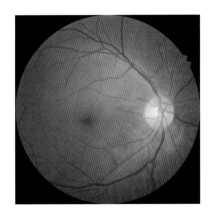

图 1-10　正常眼底彩色照相

（二）视路

指全部视觉神经冲动传递的通道,包括从视盘起始的视神经和颅内视觉路径(视交叉、视束、外侧膝状体、视放射与视皮层)。视路包括视神经在内均属于中枢神经系统的一部分,损伤以后不能再生。颅内的病变如果侵犯视路,亦会引起视功能异常(图 1-11)。

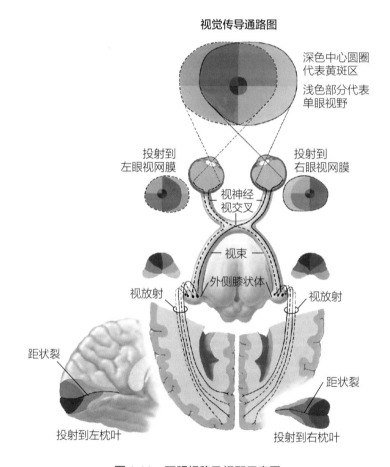

视觉传导通路图

深色中心圆圈代表黄斑区

浅色部分代表单眼视野

投射到左眼视网膜

投射到右眼视网膜

视神经
视交叉

视束

外侧膝状体

视放射

视放射

距状裂

距状裂

投射到左枕叶

投射到右枕叶

图 1-11　双眼视路及视野示意图

（三）眼睑

又叫眼皮,覆盖在眼球前面。其内面即睑结膜,上下睑之间的裂隙叫作睑裂。正常眨眼和睑裂的开闭,可以使眼球表面保持湿润和清洁,保护眼表免受外伤和强光刺激。成年人正常睁眼时,上睑缘遮盖角膜上缘 1.5~2.0mm,不遮挡瞳孔,下睑缘与角膜下缘相平。睑缘紧贴眼球,前部有睫毛向前方弯曲,其后有一行睑板腺导管开口,分泌油脂样液体,利于润滑、稳定泪液和防御外界液体入结膜囊。睑裂的两端分别叫作内眦和外眦,内眦一淡红色椭圆形肉样隆起叫泪阜,其旁为结膜半月皱襞。眼睑的皮肤在全身最薄,容易皱褶。皮下组织疏松,容易水肿。眼睑的纤维支架层,包括睑板和眶隔。睑板内有垂直排列的皮脂腺,称睑板腺,开口于睑缘。眶隔将眼眶和眼睑相隔开。

睑板腺是眼睑边缘线性排列的管状皮脂腺,腺管开口沿睑缘排列。其分泌物是一种与皮脂成分相似的油性物质,称为睑脂,通过眼睑的瞬目运动均匀地涂布在泪膜表面,具有防止泪液外流、在眼睑间形成一水密层、防止睑缘皮肤被泪水浸渍、降低表面张力以增强泪膜的稳定性、睡眠时使睑缘密封等生理作用。更为重要的是,睑脂起到减少泪膜表面水分蒸发的作用(图 1-12)。

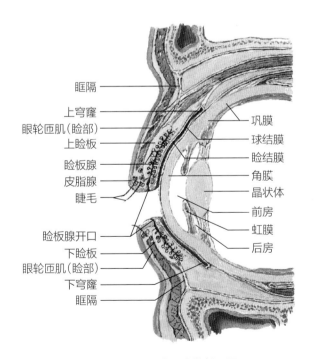

图 1-12 眼睑眼球纵剖面图

眼睑血供丰富,再生和修复能力较强。静脉血流可以通过眼静脉、海绵窦进入颅内。这些静脉无静脉瓣,因此眼部化脓性炎症不可随意挤压,以防扩散至颅内,引起严重后果。

眼轮匝肌主司眼睑闭合,受面神经支配。上睑提肌是眼睑主要收缩肌,Müller 肌受颈交感神经支配,使睑裂开大。三叉神经为支配眼睑及角膜的感觉神经。

(四)泪器

包括泪液分泌系统和泪液排出系统。

分泌系统由泪腺、副泪腺、结膜杯状细胞组成。泪腺位于眼眶外上方的泪腺窝,正常时不能触及;在情感或外界刺激时大量分泌泪液。分布于结膜的副泪腺分泌基础泪液,维持眼表湿润;杯状细胞分泌黏蛋白,使泪液均匀分布在眼表。

泪道包括泪小点、泪小管、泪总管、泪囊和鼻泪管。泪小点在睑缘内眦的乳头突起,上下各一,为泪道的入口。泪液排到眼睑的结膜囊后,眨眼运动及产生的虹吸作用,使泪液汇集于内眦,从泪小点排入泪道系统,最后进入下鼻道(图 1-13)。

泪液为弱碱性液体,除了润滑保湿作用,还有清洁和杀菌功效。

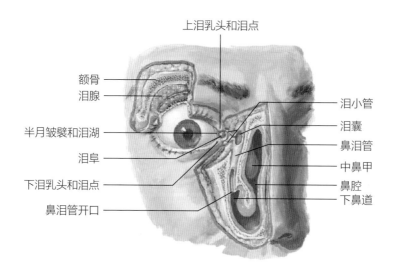

上泪乳头和泪点

额骨
泪腺
半月皱襞和泪湖
泪阜
下泪乳头和泪点
鼻泪管开口

泪小管
泪囊
鼻泪管
中鼻甲
鼻腔
下鼻道

图 1-13　眼泪液系统

☆ 眼表微环境是由角膜、结膜、泪腺、副泪腺、睑板腺、鼻泪管,以及泪膜和细胞间结缔组织,通过神经支配、内分泌、血管和免疫系统调节而组成的功能整体(图 1-14)。其基本功能在于为角膜提供保护和维持光滑的折射平面。正常及稳定的泪膜是维护眼表微环境结构及功能的基础。眼表微环境的破坏不仅直接导致眼表的多种不适感、引起视物模糊,严重者可以导致眼表器质性病变。

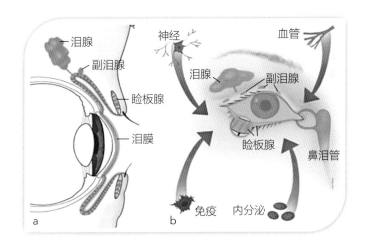

图 1-14　眼表微环境

(五) 眼外肌

是 6 条一端附着于眼球巩膜壁的骨骼肌,包括内、外、上、下 4 条直肌和上、下 2 条斜肌,直肌和上斜肌另一端起于视神经孔周围的总腱环,下斜肌起于眶壁内下缘。眼外肌的收缩延展控制眼球各方向的运动。斜视矫正手术即是通过改变眼外肌的长度及巩膜附着点的位置来调整眼位(见图 1-1)。

(六) 眼眶

为四边锥形的骨窝,口向外,尖向后,有上下内外 4 个眶壁,共由 7 块颅骨构成。眼眶外侧壁较坚硬,但眶缘稍偏后,眼球暴露较多,易受外伤。其他三面眶壁骨质菲薄,受外伤时容易发生骨折;而且周围与额窦、筛窦、上颌窦和蝶窦相邻,故这些鼻窦的炎症或肿瘤等常侵及眶内

（图 1-15，图 1-16）。

眼眶的尖部有视神经孔，有视神经及眼动脉通过；眶上裂有司眼球运动的三对脑神经通过，还有感觉神经、自主神经及眼静脉，与颅中窝相通。眶内除眼球、眼外肌、血管、神经、泪腺和筋膜外，各组织之间充满脂肪，起软垫缓冲作用（见图 1-1，图 1-16）。

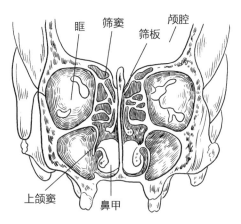

图 1-15　眼眶与外围的结构关系

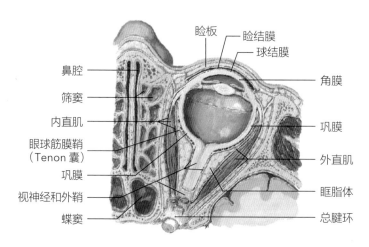

图 1-16　眼眶水平剖面图

二　眼部的老年性改变

随着年龄不断增长，人体各器官组织不可避免会经历逐步衰老的过程。眼部各组织的老化会给老年人的日常生活增添许多不便和困扰。了解眼组织老年性改变的规律和特点，可以为老年朋友眼部保健提供一些参考。

（一）眼睑

皮肤菲薄，老年性眼睑萎缩后皮肤松弛尤为明显。有的老年人上睑皮肤下垂可以遮挡睑缘甚至瞳孔，影响外观和视力可以考虑手术去除部分松弛皮肤。皮肤松弛合并眼轮匝肌和眶隔的松弛，眶内脂肪因势隆起、脱垂，形成眶区眼睑膨出，上睑内侧显著，下睑典型袋状脂肪疝，俗称"眼袋"。由于皮下组织疏松，炎症或外伤后易形成眼睑肿胀，皮下淤血较多、易扩散，当眶壁骨折与鼻窦相通时，还可有皮下气肿。

眼睑皮肤、韧带、轮匝肌的功能减退，还易引起下睑外翻，一方面泪液无法很好地从下泪小点引流，从而引起溢泪；另一方面无法紧贴眼表，眼睑缘及结膜因暴露而干燥，发生炎症、干眼及睑缘增厚。严重的睑外翻还可致眼睑闭合不全，球结膜暴露引起结膜充血、干燥和过度角化。

老年人眼睑痉挛或睑缘炎症、瘢痕等可致睑内翻，即睑缘向眼球方向内卷，老年亦常有睫毛乱生，均会使睫毛内倒而摩擦角膜，引起异物感、流泪等刺激症状。初期在眨眼的时候症状明显，当长期睫毛摩擦致角膜上皮持续损伤时，即会引起长期的眼部不适。老年人毛发稀疏变白，睫毛亦是如此，其接触防御、遮挡沙尘、减少过强光线入眼的功能也随之减弱。

老年睑板肥厚，且随着年龄增加，睑缘增厚，眼睑血管增多，上睑缘变钝（尤多见于女性），可出现毛细血管扩张、皮肤过度角化或鳞屑性睑缘炎等，腺体开口出现突起或变窄，上睑可出现腺口阻塞。此外，睑板腺还有雄性激素依赖性。随着年龄增长，男女均可出现雄性激素库进行性衰减，出现睑板腺萎缩和泪膜脂质缺乏。其中的睑板腺萎缩，分泌油脂的功能及其代谢能力降低，不仅润滑保湿眼表的作用减弱，而且由于腺体分泌脂质成分异常、油脂凝固阻塞排出管道，造成睑板腺阻塞。睑板腺分泌物潴留还为细菌繁殖提供有利环境，易引起睑板腺炎；而且表皮葡萄球菌的脂质代谢产物对睑缘产生刺激，加重睑缘组织炎症和不适感。

（二）泪器

泪器的老年改变主要是泪腺组织萎缩、泪液分泌减少。早期往往表现为在室内泪液减少，而在户外反而会受各种自然因素刺激，导致泪液代偿性分泌亢进。

老年泪液排出系统异常引起溢泪的情况有以下几方面：①老年眼睑松弛伴泪点外翻时，泪点开口背离泪湖，泪液无法被虹吸入泪道；②眼轮匝肌无力，其挤压泪囊和泪小管的力量减弱，吸引泪液流入泪囊内防止流泪的作用减弱；③老年人鼻泪管黏膜变性，引起鼻泪管狭窄，泪液排泄障碍；④鼻泪管下口类似阀门的黏膜活瓣狭窄，泪液下流受阻；⑤球结膜松弛堆积在内侧睑缘，泪小点即泪液引流入口被遮挡；⑥泪道内形成泪石，泪液外流。另外，炎性肿胀或组织增生、肿瘤压迫或阻塞、瘢痕粘连等均可引起泪道阻塞。

（三）眼表

眼表疾病与老年人眼表组织环境及功能衰退相关，也是生活中最常见的临床病症。老年人性激素水平降低、长期慢性结膜炎（典型者如沙眼）、睑板腺功能异常、睑内外翻倒睫、角膜炎症或外伤病史、自身免疫性疾病、翼状胬肉等角膜缘疾病、药物毒性、长期配戴角膜接触镜或角膜手术史等则会影响副泪腺和杯状细胞分泌功能，导致泪液明显减少，和（或）泪液成分异常，如黏蛋白减少或泪膜脂质层变化，导致泪膜不稳定。这些因素均会导致角膜干燥，引起干眼。老年患者可自觉有异物感、灼烧感及干涩感，黏液增多，有时畏光、发痒，甚至影响视力。

（四）角膜

角膜 最具代表性的老年退行性变化即老年环，表现为角膜周边部灰白色混浊环，外缘与角膜缘有透明带相隔，内缘边界不清，因不累及瞳孔，故不影响视力。老年环最初起于上方或下方，后逐渐延伸至整个角膜圆周，大多为双侧性，随年龄增长明显增多。其实质系动脉粥样硬化及角膜缘部分毛细血管进行性阻塞，致角膜周边部代谢障碍，角膜前弹力层与实质层的脂质变性沉着。老年环不会引起不适症状，也无须治疗（图1-17）。

老年人角膜透明度、光泽、渗透性及知觉均较青年人减退。尤其是角膜内皮细胞数量及密度逐渐降低，而且损伤后不可再生，只能靠邻近细胞扩张和移行来填补缺损区域，当这种代偿能力减弱至无法维持内皮层正常屏障和泵功能之时，

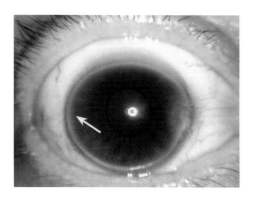

图1-17　角膜老年环

角膜会因水肿而混浊、疼痛，发生失代偿大泡性病变。老年人角膜内皮细胞代偿能力下降，术后易致角膜水肿，就是这个原因。因此，内眼手术前必须检查角膜内皮细胞。

此外，老年人眶内脂肪减少，眼球后移，眼睑对眼球的压力减轻。角膜垂直径较水平径增大，从顺规性散光变为逆规性散光，角膜屈光力减退，成为远视及散光。

（五）前房、虹膜和瞳孔

随着年龄的增长，晶状体体积增大、变硬而弹性降低，将虹膜向前推移，从而使前房变浅、房角变窄，增加了闭角型青光眼发作的风险，这在老年女性更为明显。另一方面，前房角小梁网组织硬化增厚、小梁间隙变窄，增加了房水外流的阻力。加之小梁网功能细胞的减少、黏多糖成分质和量的改变、近小管部结缔组织的致密增生等，构成了老年人开角型青光眼的解剖基础。但由于房水分泌随着年龄增加而减少，代偿了以上因素引起的部分眼压增高，因此一般情况下眼压仍能维持相对恒定。

50 岁以上老年人常有虹膜色素上皮层色素脱失，使虹膜颜色不均匀变浅。脱失的色素可播散沉积于角膜后壁、晶状体囊、前房角小梁网以及像胡椒粉一样分布于虹膜前表面，也可有局部色素细胞增殖呈不规则隆起。年长者常合并虹膜实质层的萎缩、变薄，纹理不清，甚至虹膜组织分离形成游离的纤维条，卷曲或浮动于前房中，色淡或为灰蓝色；后面的色素上皮层越过瞳孔缘外翻于虹膜表面之上。

老年人瞳孔缩小、对光反应变迟钝、对散瞳药相对不敏感，主要原因是虹膜血管与实质硬化，以及瞳孔括约肌和色素上皮层之间的结缔组织玻璃样变性。老年瞳孔缘玻璃样变性，使正常瞳孔缘的色素花边变成灰色透明状边缘；当发生完全变性时，瞳孔即无法散大。由于瞳孔缩小，加之老年人晶状体增大，虹膜与晶状体接触面积增加，使"生理性瞳孔闭锁"效应明显，加大了房水进入前房的阻力，后房压力增高。即使瞳孔散大，"生理性瞳孔闭锁"仍存在，加之虹膜根部组织松弛，后房压力增高，向前推挤虹膜根部，使前房角变窄。对于解剖上前房角已经较窄的老年人，这些因素可致房角关闭，引发闭角型青光眼。

（六）睫状体

睫状体功能的老年性变化主要有三个方面：①睫状突老化变性，血管硬化，睫状上皮分泌房水减少；②睫状突增厚变长，将虹膜根部前推，使前房角变窄，引起房水循环障碍；③睫状肌明显萎缩，肌纤维变细、数目减少，紧张度降低，调节力减弱，调节的持久性下降，促使老视的形成及容易发生视疲劳。

（七）晶状体

随着年龄的增长，**晶状体**的体积和硬度逐渐增加。晶状体纤维一层一层向内生长并挤压于中央部，逐渐形成大而无弹性的硬核。在 30 岁左右时，晶状体中心部失去水分而收缩，核逐渐硬化；50 岁后核硬化程度增加，核与皮质分界明显；70 岁后晶状体核与皮质不易区分，几乎变成一硬块，晶状体囊膜也增厚。随年龄增大，皮质成分减少，核增大，晶状体变厚，体积也变大。有时由于中央密度增大，屈光力增加，可导致近视。但大多情况下，晶状体逐渐硬化而失去弹性，晶状体囊增厚弹性下降，加之睫状肌收缩力减弱及悬韧带张力增加等，众多因素均使晶状体弯曲能力减低，调节作用也随之减退，于是看近发生困难，而远视力不受影响，即为老视现象。

晶状体的老化伴随棕黄色素逐渐增多，色泽加深，年长者晶状体常是琥珀色或灰白色，一般对视力无影响。老年人晶状体可吸收 400~520nm 范围的光线，对紫外线吸收也增多，故可对青、蓝、黄色觉敏感度轻度减弱。由于晶状体 90% 为蛋白质，随着年龄增长，晶状体纤维蛋白质变性，非水溶性蛋白比例从青年时的 1% 逐渐增多，至 70 岁达 50%，大量吸水，使晶状体的湿重随年龄而增加。

晶状体代谢随年龄增加而降低，晶状体内许多抗氧化剂活性和水平下降，核纤维被氧化损伤和脂质过氧化，不溶性高分子聚合物显著增加等等，致使晶状体透明度降低或颜色改变所导致光学质量下降的退行性变，即称为白内障（图 1-18）。白内障的形成除与老年退行性改变有关，还与

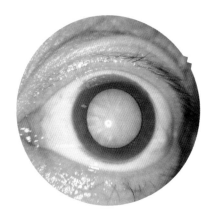

图 1-18　白内障

遗传、代谢异常、外伤、辐射、中毒、营养障碍、化学损伤、手术、炎症、肿瘤等多方面因素有关。

(八) 玻璃体

玻璃体的年龄性改变主要有透明质酸溶解、胶原网状结构塌陷,凝胶逐渐脱水收缩,水与胶原分离,即液化(图 1-19)。液化后玻璃体纤维支架已不完整,有时成为支离破碎的游移物,随眼球运动而来回摆动。此外,液化的玻璃体造成玻璃体皮质与视网膜之间的逐步分离,称为"玻璃体后脱离"(图1-20)。玻璃体液化进展缓慢,患者一般并无感觉,对视力也无影响,一般无须治疗。

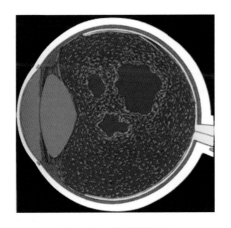

图 1-19　玻璃体液化

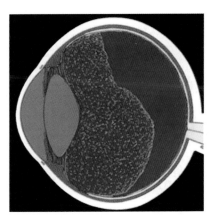

图 1-20　玻璃体后脱离

(九) 脉络膜

脉络膜的老年性改变主要为血管萎缩硬化,至 60 岁左右时发生率高达80%。硬化的血管在眼底呈桃红色或橙色,若管腔完全闭塞则呈白线状。在视盘和黄斑附近常有境界明显的局限性萎缩灶,也可为弥漫性或中心性萎缩,严重影响视功能。另一方面,脉络膜最内层的 Bruch 膜随年龄而不规则增厚,脆性增加、易断裂甚至钙化,局限增厚形成圆形或结节性斑点,称为玻璃膜疣(图1-21)。玻璃膜疣常见于中老年健康眼底,多为双眼,呈黄色有光泽的斑点,位于视网膜下,一般不影响视力。

（十）视网膜和视神经

视网膜的老年性退变明显,主要体现在以下几个方面:① 65 岁以上老人几乎都有视网膜动脉硬化,尤其是患有高血压及糖尿病的老人。血管硬化常导致视网膜相对缺血、缺氧,使老年性青光眼病人对高眼压的耐受力明显低于年轻人。血管硬化也往往是老年人发生视网膜动脉、静脉阻塞及许多其他视网膜病变的解剖基础。②视网膜色素上皮的代

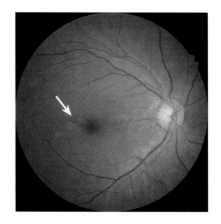

图 1-21　玻璃膜疣

谢能力下降,脂褐素形成增多,引起视网膜色素上皮的衰老变性和老年黄斑变性。③视网膜视细胞感光能力减退,神经元丢失,故老年人的视敏度、暗适应能力及红绿色觉分辨力均有不同程度降低。

视神经由于其供应血管的老年性粥样硬化,血供减少,加之神经束中胶质成分增加,使视盘颜色变浅,界限不清。但单纯的老年性变化一般不会引起视神经萎缩。

第二部分

常见眼部症状问答
——自助就医指南

一　　眼前有黑点或黑影漂浮是怎么回事?

常听到一些老年人诉说眼前有半透明的黑影飘动,形状多种多样,可能为点状、圆圈、细线、烟尘或苍蝇翅膀。大多随着眼球转动,上下左右飞来飞去,飘忽不定,总在眼前或时有时无,尤其在强光或看白色背景情况下更为明显。

大多数情况下为"飞蚊症"的症状,是玻璃体老年退行性改变所致,即玻璃体内混浊物投影到高度敏感的视网膜上所致,一般不影响视力,无须特殊治疗。飞蚊症持续的时间与玻璃体退行性变进程有关,个体差异比较大,从数月到数年不等。而且近视度数越大,玻璃体液化发病年龄越早,不少年轻人也可有飞蚊症出现。随着玻璃体结构的塌陷,混浊位置由瞳孔区迁移至周边区域,飞蚊现象即可消失,因此老年人遇到这种情况不必焦虑。

还有一部分老年人发生玻璃体变性疾病。星状玻璃体变性常为单眼,糖尿病患者高发,为玻璃体内散在的白色、大小不等的球形小体;闪辉性玻璃体变性多为双眼,玻璃体混浊物为金黄色胆固醇结晶,常合并玻璃体后脱离,眼球转动时来回漂动,多发生在 40 岁之前,与玻璃体外伤性或炎症性损害有关。这两种情况某些时候会有眼前黑影,一般也不会造成视力障碍,无须治疗。

眼前黑点位置相对固定,即跟随眼球相应的、方向一致的运动、无不规律飘动感,见于少数液化不明显的玻璃体混浊,但大部分情况见于晶状体、角膜的混浊或视网膜、视神经等某些病变。需要鉴别诊断、予以排除。

✦ 👁 **提示**

没有特殊原因引起的飞蚊症,症状较为稳定、无明显变化,可以日常观察。如果黑点突然明显增多或黑影明显增大,和(或)伴有闪光感或视物遮挡,要警惕玻璃体积血、视网膜裂孔及脱离等情况出现,应及时到医院就诊检查。有明确原因,如外伤、炎症、糖尿病等明确病因,而出现的眼前黑影,均应寻求眼科医生诊治。

二 眼前闪光是怎么回事?

老年人随着玻璃体液化逐步加重,液化的玻璃体由薄弱处进入玻璃体皮质与视网膜之间,使玻璃体后界膜与视网膜分离,即"玻璃体后脱离"(PVD)。开始仅部分玻璃体和视网膜分离,由于运动以及重力作用,两者之间间隙逐渐加大,最后完全分离。在玻璃体后脱离发展的过程中,脱离的玻璃体会随眼球的转动而来回晃动,致使未分离的部分对仍粘连的视网膜造成牵拉刺激,患者会有"闪电"感视觉。玻璃体后脱离的发生率随年龄及眼轴的长度而增加,60岁以上的老人多数都会有,尤其是高度近视患者。此外,出血、炎症以及外伤等也可引起玻璃体后脱离发生。

闪光感是玻璃体后脱离发生的危险信号,一定要到医院散瞳详细检查眼底。因为玻璃体后脱离常常容易出现较严重的并发症:①玻璃体后脱离牵拉致视网膜血管破裂,产生玻璃体积血(图2-1),患者可有"红色烟雾"视觉,当积血浓厚无法看清眼底时,需行眼超声检查,进行药物治疗和(或)玻璃体切除术;②较强的牵拉导致视网膜裂孔形成,需及时行裂孔周围视网膜激光光凝治疗(图2-2,图2-3),阻止进一步发展为孔源性视网膜脱离;③视网膜裂孔形成,如果未及时行光凝拦截,将会导致视网膜脱离(图2-4~图2-6),视物有遮挡或纱膜样物,需行视网膜复位术;④黄斑部玻璃体与视网膜粘连紧密,持续的玻璃体黄斑牵引,可导致黄斑中心凹水肿变平、囊样变,甚至黄斑异位,患者视力下降、变形和复视;⑤黄斑中心凹部玻璃体对视网膜垂直牵引造成特发性黄斑裂孔,患者主诉变形、中心视力下降或暗点,并

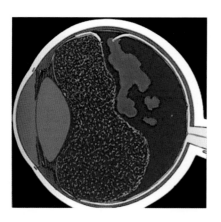

图 2-1 玻璃体后脱离造成视网膜(黄色线条所示)裂孔及血管破裂出血

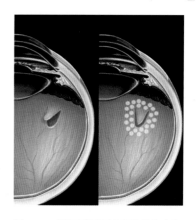

图 2-2 视网膜裂孔周围激光光凝

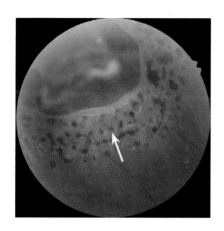

图 2-3 视网膜裂孔周围激光光凝斑阻止视网膜脱离发生

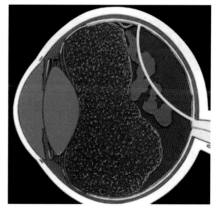

图 2-4 玻璃体后脱离造成视网膜(黄色线条所示)脱离

随着裂孔的继续扩大视力下降可至 0.1 以下,需根据适应证寻求手术帮助解除牵拉、封闭裂孔;⑥玻璃体后脱离过程损伤黄斑区视网膜内界膜,刺激产生黄斑前膜。

另外,某些视网膜脱离、视网膜脉络膜炎、晶状体脱位、无晶状体眼的虹膜震颤、眼球或颅脑外伤、脑瘤或脑动脉硬化的患者,还有一些体质虚弱、过于疲劳或精神异常的老年患者,以及有晕厥、偏头痛、低血压、低血糖、虚脱等症状的,也可出现闪光视觉。

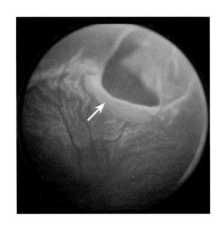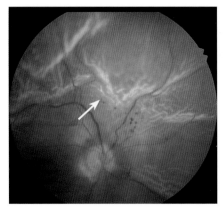

图 2-5　视网膜裂孔及脱离　　　　　图 2-6　视网膜脱离眼底照相

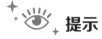 提示

闪光感症状持续存在，需要密切观察；未发生完全玻璃体后脱离之前，玻璃体对视网膜的牵拉始终存在，应避免剧烈运动，警惕出现以上并发症。

三　视物模糊间歇发作、易疲劳怎么办？

　　随着年龄增长，眼屈光系统的调节能力逐步下降，40 岁左右开始有老视的症状出现，即"老花"。患者首先感到视物不清，阅读小字时模糊，不由自主地将书放远些，在晚间或光线不足时更为明显，而且视近不能持久。随着老视的进展，症状也逐渐加重，近距离的小目标虽近在眼前，也不能看清。在老视发生的早期，为了看清目标努力使用调节，睫状肌过度收缩和相应的过度集合致使视力疲劳，阅读后眼球酸胀，眉弓及眼眶部钝痛等不适感，休息后症状缓解。

　　很多人存在一个理解误区，认为近视眼不会发生老视。实际上，每个人都会发生老视，这是正常的生理现象，无论年轻时屈光状态如何，差别只在于最终矫正的综合度数不同、老视症状出现的早晚。一般来说，远视者、从事近距离精细工作的人、手臂较短的矮个子、生活在赤道附近的人们会较早出现老视症状。

目前验光配镜仍是矫正老视的主要方法。首先对远视力检查和验光，再对阅读近距离进行老视验配。多数老年人远视力正常，近视力下降，只需验配视近的眼镜，在阅读时配戴；部分老人视远、视近能力均明显下降，则需验配视远、视近两副眼镜，分别于平时生活视远和阅读视近时配戴。对于后者，双光眼镜和渐变多焦点眼镜可以免去两副眼镜换戴的不便。但是，双焦点眼镜由于三棱镜效应，常引起视物跳动或视野内的物体移位，而且看近镜片度数愈高，所引起的视觉干预愈明显。因此要根据个人具体适应情况配戴。

另外，不规则散光和（或）散光度数较大、斜视、双眼调节／集合异常等，均易引起视疲劳。

✦👁 提示

老花镜一定要根据正规验光确定的个体化度数、合适的瞳距进行定制配戴，莫要随意购买。并且老视度数逐年增长，一般两年左右就需重新验光、更换新的镜片。除了定期检查镜片度数是否合适之外，确保镜片表面没有过多划痕以及镜框轻便无压迫感、适合自身脸型不易滑落等也很重要。验光配镜最好选择在早晨，避免用眼过多产生视疲劳影响验光的准确性。验光配镜无法充分矫正视力时，要尽快到眼科就诊排查是否有其他眼部疾患，尤其是有无眼底疾病。

除此之外，注意在适度光线下阅读、减弱荧光屏亮度、闭目休息或远眺、眼部按摩热敷、睡眠充足、避免乘车晃动情况下看书等都是减少视疲劳症状的重要事项。

四　哪些情况会出现虹视现象？

虹视是指看灯光时在其周围出现彩虹似的光环。这种视觉现象来源于眼球屈光介质（如泪膜、角膜、房水、晶状体、玻璃体）改变时，将入射的白色光线产生了分光作用。如同雾中看小而亮的路灯、雨过天晴后的彩虹，水蒸气中的小水滴产生棱镜的分光效应。

生活中以下几方面因素与虹视现象的发生有关：

1. 眼表疾病。角膜表面或结膜囊内有黏性分泌物、小气泡、血液、泪水等附着。特点是经过擦拭症状即可消失。

2. 角膜疾病。青光眼眼压升高使角膜水肿，或角膜上皮损伤、角膜炎等各种原因导致的角膜水肿；角膜瘢痕；葡萄膜炎或眼内手术等造成的角膜内皮细胞失代偿后的角膜大泡性病变；药物中毒性角膜上皮病变等。

3. 白内障。特别是初期核性白内障，晶状体放射状排列的纤维吸水膨胀，产生棱镜效应。

4. 眼镜作为眼球附加的屈光介质，当镜片上布有水汽时亦可出现虹视现象。

✦ 👁 提示

青光眼眼压升高引起的虹视，被称为真性虹视，可作为青光眼诊断的主观指征之一。当出现虹视现象，并伴有眼胀、眼眶痛、鼻根酸胀及雾视等症状时，应高度警惕青光眼，速用缩瞳药点眼可缓解症状。

五　导致视力逐渐下降的眼病有哪些？

老年人视力逐渐下降，最常见的原因为屈光不正（包括老视）和老年性白内障。屈光不正可以验光配镜矫正。白内障引起视力下降的特点是看远看近都不清楚，戴眼镜无法提高视力，目前只能通过手术治疗。虽然两者皆为正常的老年性改变，但由于遗传、生活环境、饮食等因素的影响，发展进程个体差异较大。

原发性开角型青光眼病程进展缓慢，多数没有明显症状、中心视力短期内不受影响，视野逐渐缩小，发展到一定程度后才有视力模糊、眼胀和头痛等感觉。尤其有本病家族史的人需要格外警惕，及时到医院排查。一经确诊，应严格遵医嘱用药，定期复查，甚至手术治疗。

一些慢性视网膜疾病，例如病程进展较为缓慢的糖尿病性视网膜病变和高血压视网膜病变，症状表现为视力逐渐下降。除了治疗原发系统性疾病,根据眼底情况进行相应药物或激光光凝治疗。萎缩型老年性黄斑变性暂无有意义的治疗,可以口服药物改善眼底营养和微循环。此外,近视性黄斑变性、黄斑视网膜前膜等根据具体适应证,进行药物、激光和手术治疗。视锥细胞变性、视网膜色素变性等目前尚无有效治疗。老年黄斑变性等黄斑区病变引起视力下降的特点是视野从中间开始模糊,或伴有视物变形变色。

慢性球后视神经炎以及由于慢性供血不足、颅内占位压迫、眉弓颞上方损伤等造成的视神经慢性萎缩,均可以表现为视力的进行性下降。

✦👁 提示

由于开角型青光眼、视网膜和视神经病变等引起的视力逐渐下降,不易引起患者的注意,常因就诊延迟、病程进展较晚,错过最佳治疗时期,预后不理想。因此,定期进行眼科查体、出现症状及时就医十分重要。尤其是有相关眼病家族史和系统性疾病者更应警惕。

六　视力突然下降应警惕哪些眼病?

除外明确的眼创伤,突然视力下降,并且短时间无恢复,常源于眼球和(或)视路较严重疾患,应引起老年人充分重视,尽早就医。下面分类列举,具体诊疗情况可见第三、四部分。

突然视力下降,不伴眼痛,可能为:视网膜动脉阻塞、视网膜静脉阻塞、缺血性视神经病变、视网膜脱离、玻璃体积血、视神经炎、晶状体脱位、渗出性老年黄斑变性突发视网膜下出血、急性中毒性视神经病变、癔症等。

突然视力下降合并眼痛,可能的情况有:急性闭角型青光眼、角膜炎症、角膜水肿、球后视神经炎等。

✦👁 提示

引起突然视力下降的眼病大多病情较重,视网膜动脉阻塞、视神经炎、急性闭角型青光眼等急症的治疗更需争取时间及早治疗,否则延误治疗时机,预后较差。因此,老年朋友出现此类情况,应立即前往医院请眼科专科医师诊治。

七　一过性视力丧失发作原因有哪些?

一过性视力丧失或短暂性的失明,医学上叫"一过性黑矇",是指单眼或双眼突然发生的短暂的视力丧失。视力丧失可持续数秒至数小时,多数病例视力丧失时间不超过 1 小时,90% 的患者不超过 10 分钟。

引起一过性黑矇的疾病有视盘水肿、一过性眼缺血、椎基底动脉供血不足、精神刺激性黑矇、直立性低血压、视网膜中央动脉痉挛、过度疲劳、偏头痛、癔症,还有风湿性心脏病、心房颤动、冠心病等。一过性黑矇可以是眼部疾病,也可是上述全身疾病在眼部的表现,且常常为首发症状。

老年人一过性黑矇多由于眼底血管痉挛所致,常见于动脉硬化或有早期高血压的病人。强烈的阵发性血管痉挛,造成血流完全阻滞,视网膜得不到血液供应,从而缺血、缺氧,便产生一过性黑矇,可持续数秒、数分钟或更长一些时间。随着血管痉挛的缓解,视网膜重新获得血液供应,视力便可恢复正常。即使这样,一过性黑矇反复多次发生或一次黑矇时间太长,提示有器质性病变,预示着视力损害加重的可能,甚至视力丧失。

颈动脉狭窄是引起一过性黑矇的危险因素,60% 一过性黑矇患侧或双侧有颈动脉中度和重度以上狭窄,反复发作病人患侧或双侧有颈动脉中度和重度以上狭窄更高达 80%。颈动脉内膜切除术后和颈动脉支架成形术后,患者眼部血液供应明显改善。

此外,椎基底动脉供血不足也是引起一过性黑矇的重要疾病之一。椎基底动脉供血不足是中老年常见的一种缺血性脑血管疾病,可引起常见的全身症状有共济失调、言语不清、吞咽困难、肢体麻木瘫痪、猝倒发作及意识障碍等。其最主要的原因是脑动脉硬化和颈椎病,脑动脉硬化又是脑卒中的高危因素。

✦ 👁 提示

由于一过性黑矇发作时间短,患者往往很难及时就诊,待其恢复后到眼科门诊检查时,通常无明显异常表现。如果未进一步追查病史、寻找病因,以至于忽视引起该症状的真正疾病,可造成不可挽回的后果。对有一过性黑矇发作史的患者进行心脑血管系统检查及监测，及时进行颈动脉彩色超声多普勒检查（CDFI），数字减影血管造影（DSA）、超声心动图检查、心电图检查、血液生物化学检查及颈椎 X 线检查、头颅 CT、MRI 检查等，以期提早发现心脑血管疾病，并进行相关危险因素控制，对于预防持久性眼、脑缺血及脑梗塞等有重要意义。

为预防一过性黑矇再次发生，日常生活中多加注意避免诱发因素，如体位的改变、头部的突然转动等。建议控制血压、血糖、血脂及血液黏度过高等，并在医生指导下进行相应药物治疗。

八　什么眼病会导致视物变形？

视物变形是指所注视物体的大小、形状及倾斜度发生扭曲的一种视觉假象。眼屈光介质、视网膜到大脑视中枢的病变，均可能导致视物变形。

1. 屈光性视物变形。常见有高度散光戴镜后、圆锥角膜、屈光矫正术后角膜瓣移位、白内障术后人工晶状体瞳孔夹持、无晶状体眼配戴凸透镜等，均可引起视物模糊和变形。

2. 视网膜病变引起的视物变形。最常见为各种原因引起的黄斑水肿、黄斑区浆液性神经上皮脱离、黄斑前膜、黄斑裂孔和部分湿性老年黄斑变性，以及中心性浆液性视网膜脉络膜病变、中心性渗出性视网膜脉络膜病变、玻璃体牵引性黄斑病变、黄斑劈裂、中心性视网膜炎等。当视网膜血管瘤、视网膜脉络膜肿瘤、息肉状脉络膜血管病变、葡萄膜炎、视网膜出血、视网膜寄生虫以及玻璃体切除术或巩膜扣带术后等，引起黄斑区色素上皮层或神经上皮层脱离及水肿，也可出现视物变形的症状。

3. 视路病变引起的视物变形。视神经炎、视神经水肿等视神经病变可有视物变形。此外，椎基底动脉供血不足、多发性脑梗、高血压脑动脉硬化、开颅术后、颅脑外伤、颅内占位、多发性硬化、顶叶或枕叶癫痫、行为障碍性脑卒中、枕叶出血等影响到视路特别是视中枢的颅内病变，均可引起视物变形。

4. 其他，如甲状腺相关性眼病、海绵窦血栓等引起的眼球突出，也可造

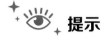

成视物变形。

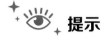 **提示**

有时视物变形为眼底或颅内病变的初发症状,要及时行眼病排查,如怀疑中枢神经病变或脑血管病等,尤其有高血压、糖尿病、高脂血症者,不能忽视,要及时行 CT 或磁共振成像(MRI)检查,早诊断早治疗。

九　什么眼病会导致视物变色?

色觉是人类视网膜视锥细胞辨别颜色的功能,通过辨别不同波长的光波,使眼睛能看到多彩的世界。先天性色弱、色盲目前仍无有效的治疗方法。对于大多数人来说,一些后天性病变或情况下会有色觉的改变或异常。

老年人由于屈光间质(如晶状体、玻璃体)的混浊,不但影响进入眼内光线的强度,也可影响色觉。老年核性白内障可使视物略带黄色,白内障摘除后视觉则略带蓝色。有些老年人单眼白内障术后,如未植入蓝光滤过型人工晶状体,常常主诉两眼色觉有差异,这种情况也可见于双眼分别植入蓝光滤过型和普通人工晶状体的患者。当前房和(或)玻璃体积血时,看东西则可呈现红色调。视网膜脱离部位,蓝视野缺损并可出现红蓝视野交错现象。而视网膜光感受器受损时,如中心性浆液性脉络膜视网膜病变、遗传性黄斑变性、视网膜脉络膜炎等可引起红绿或黄绿色觉异常。

另外,视路、中枢病损也可以较早出现色觉障碍。如球后视神经炎,色觉障碍出现于视力下降之前,而恢复在后;单纯性视神经萎缩,呈现典型的后天红绿色弱。其他由于车祸失常的患者可以出现色彩幻觉;记忆力丧失的患者,认不清常见的物体的颜色。

烟酒中毒和药物性中毒反应,也可引起色觉异常。如 10%~25% 的患者服用洋地黄类药物后获得视物变色症,视物为黄色,少数见绿色、棕色、红色或雪白色。链霉素、磺胺、巴比妥、水杨酸等药物中毒,也可出现黄视症。一氧化碳中毒、蘑菇中毒等可导致蓝视症。烟中毒、碘氰化物中毒可出现红视。长期或大剂量应用氯喹、乙胺丁醇或服用长春新碱等药物,由于视网膜蓄积性损害或神经毒性作用,导致色觉异常。黄疸患者可以出现黄视,山道年中毒也可以引起类似的症状等,都是比较少见的情况。

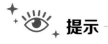 **提示**

长期应用一些易引起眼部病变的药物时,需定期进行眼科检查,如出现眼部并发症,在医生指导下根据病情调整用药。

十　白天视物不清有哪些原因?

这里所讲的是相对于夜间,白天视力反而不好的情况,即"昼盲"。有些老年眼病常会使患者抱怨:白天或光线强的地方看不清东西,夜间或光线昏暗时反而觉得看得清楚些。导致这种情况的原因有以下几类:

1. 屈光间质性昼盲。角膜和晶状体中心区,特别是瞳孔区的混浊,在光线强导致瞳孔缩小时,其对视力的遮挡变得显著;当光线暗瞳孔散大时,影像可通过周围透明的屈光间质区域投射到眼底,看东西反而会变得清楚一些。

2. 瞳孔异常引起的昼盲。当瞳孔异常散大、无法正常收缩时,到达视网膜的光通量过大,无法调节聚焦成一个焦点并准确落在视网膜黄斑中心凹时,就会产生视物模糊。

3. 眼底病所致昼盲。主要是引起视锥细胞功能障碍的疾病,如黄斑病变,常见于黄斑变性、全色盲等,以及轴性视神经炎等。

提示

屈光间质引起的视物不清大部分可以通过相应的手术进行治疗;视神经炎早诊断、早治疗视力预后佳。

十一　夜间视物不清有哪些原因?

日间视力正常,只在晚上或光线昏暗的地方看不清东西,暗视力差,也称为"夜盲"。夜盲的常见原因有以下几类：

1. 屈光间质性夜盲。夜间或光线暗时，瞳孔散大，屈光间质周边的混浊遮挡明显，影响视力。常见有角膜周边病变以及晶状体周边部混浊，如花冠状白内障、外伤性白内障、老年性白内障早期等。

2. 瞳孔异常引起夜盲。虹膜前后粘连，夜间瞳孔固定、不能散大，明显影响暗视力。还有各种原因引起瞳孔变形或缩小，如长期点匹罗卡品（毛果芸香碱）眼液等。

3. 眼底病所致夜盲。主要是负责暗视力的视杆细胞受损。先天性者包括视网膜发育不良、白点状视网膜变性、视网膜色素变性等；后天性者包括进行性青光眼、视神经萎缩、周边视网膜病变、糖尿病视网膜病变、视网膜动脉硬化等。

4. 全身病所致夜盲。肝病、营养不良、消耗性疾病、消化道疾病等均可导致全身维生素 A 缺乏，早期出现夜盲，后期发生角、结膜干燥，严重者则出现角膜糜烂或角膜穿孔等。

提示

夜盲需针对病因治疗，如为缺乏维生素 A 所致的营养性夜盲，应多吃富含维生素 A 的食物或口服维生素 A 胶丸。其他需治疗原发病，如摘除白内障等。

十二　什么疾病会导致视野缺失？

视野是当眼向前固视一点时，所能见到的范围。相对于黄斑感知的中心视力，视野又称"周边视力"。和视力一样，视野也是评价视功能的重要指标。眼屈光间质的透明性、视网膜及视神经的功能等均能影响视野的完整。

对于老年人来说，白内障是最常见的视野缺损原因，其次是青光眼性视神经病变和病理性近视。一组北京市老年人视野缺损的调查数据中，除了白内障，在 55~75 岁老年人，非青光眼性视神经病变和脑卒中分别是视野缺损的第 2、3 位原因；75 岁以上年龄组，年龄相关性黄斑变性和视网膜静脉阻塞是视野缺损的第 2、3 位原因。

不同眼部及视路疾病有不同特点的视野缺损。如：黄斑部病变、视神经炎及球后视神经炎可形成中心暗点；青光眼早期损害常表现为旁中心暗点；前部缺血性视神经病变、青光眼常为视野的弓形暗点；视网膜色素变性、球后视神经炎、视神经萎缩、中毒性视网膜病变、晚期青光眼等表现为向心性视野缺损；视交叉以上的视路损害、前部视神经缺血性病变等可造成象限性视野缺损；视束及视皮层病变可有偏盲性视野缺损，如垂体瘤压迫视交叉常引起典型的双眼颞侧偏盲；视盘水肿、高度近视、视盘视网膜炎、视盘血管炎、青光眼等会使生理盲点扩大。而视网膜脱离、视网膜静脉阻塞、糖尿病视网膜病变等视野缺损的范围及形状与病变相对应。

✦👁✦ 提示

老年人出现视野缺失一定要提高警惕，尤其是突发性视野缺损，更不能因视力尚可而忽视此症状的严重性，应立即前往医院及时就医，以免延误诊治。

十三　看东西"双影"是怎么回事？

看东西"双影"即眼科常说的"复视"。复视是两眼将外界同一物体视为两个物体的现象。分为单眼复视和双眼复视，临床上以双眼复视多见，其中老年患者居多。由于复视造成知觉紊乱，引发恶心、头痛、头晕等症状，严重干扰双眼单视，甚至出现行走困难，严重影响生活质量。

单眼复视原因包括准分子术后、角膜病变、眼睑部肿瘤产生的不规则散光，外伤所致的虹膜根部离断所致双瞳孔或多瞳孔，晶状体半脱位和人工晶状体偏位等，还可见于视网膜病变及精神因素。

双眼复视按其形成的原因可以分为以下几种：

1. 神经源性眼肌麻痹。老年人易患糖尿病、高血压、动脉硬化及其他血管性疾病。在此基础上极易发生血管腔狭窄、血栓形成、微梗死和出血，引起血供障碍，造成神经缺血、缺氧和神经能量代谢异常，周围神经出现缺血、传导阻滞、传导速度减慢，眼肌抵抗性增加。临床以损害单侧动眼神经最多，展神经其次。最严重且有生命危险的复视原因应是颅内肿瘤,肿瘤对神经的直接压迫,还引起颅内压增高、脑室扩张和脑组织移位间接损伤神经。

2. 肌源性眼肌麻痹。甲状腺功能亢进伴有甲状腺相关性眼病(Graves病),因眼外及眼眶结缔组织炎症反应和纤维化致眼眶内容物体积增大,引起眼球突出、眼肌水肿、眼球运动障碍、复视。最先累及的肌肉多为下直肌,病人常出现正前方及下方复视。重症肌无力是引起老年人复视的另外一种疾病。可以在上呼吸道感染、情绪失常或外伤之后出现。主诉为疲劳,视物模糊或复视。最常累及下直肌及外直肌。

3. 机械性眼肌麻痹。多见于眼眶骨折等外伤,眼球位置异常和眼球运动异常是形成主要原因的两大类。原因包括:①眼外肌肿胀及损伤;②眼外肌和软组织嵌顿与疝出;③运动神经损伤;④眶内致密结缔组织损伤;⑤瘢痕性收缩与粘连形成;⑥眼球移位。大多数外伤性复视比较顽固,需要早期手术治疗。眶壁骨折以较薄的眶内壁、下壁骨折多见,可造成内直肌或下直肌嵌顿限制肌肉运动,表现为内外转或上下转受限,引起水平或垂直性复视,眼球周围组织肿胀。还可能会有眼球下陷,多数需要手术修补眶内壁及下壁,解除肌肉限制,待病情稳定半年后若仍有复视再行斜视矫正术。

视网膜脱离巩膜环扎、外垫压术后,如环扎条、垫压块位置不当而引起眼球运动受限。以及眶内瘤术后出现复视的病例也很常见,与肿瘤的机械压迫和术中组织损伤有关。

4. 不伴眼肌运动障碍的复视。如获得性中枢融合功能障碍,多见于因白内障造成长期视觉剥夺,虽经手术摘除白内障,却出现双眼影像既不能重合、又不产生单眼抑制的复视患者。

提示

由全身其他疾病引起复视的患者,往往以复视为首发症状,多首诊于眼科,在会诊过程中才发现其他疾病。所以复视患者眼部疾患经排查后,要积极寻找全身病因,针对不同病因进行治疗,如激素冲击、降脂、神经营养、降血糖、降血压、溶栓、改善微循环等。

十四 什么情况会出现幻视？

幻视是指患者主观看到客观上并不存在的光亮、颜色、图形或图像。除外精神障碍，如癔症等，一些器质性病变也可出现幻视症。

最常见为闪光感。凡是可以对视网膜产生机械性或电刺激有关的情况，如玻璃体后脱离、视网膜脱离、玻璃体手术后、视网膜出血、视网膜脉络膜炎等，均可有闪光感，之前相应部分有专门讲述。

大脑顶叶或枕叶病变，如占位、缺血或创伤等，可产生闪光、亮点或色彩幻觉。除此之外，大脑枕叶动脉痉挛、供血不足等可出现闪辉性暗点中的锯齿状光幻觉。当大脑颞叶或颞顶部有病变时，甚至可出现成形的、具体的虚幻景像。

提示

幻视症患者不应隐瞒神经、精神方面的病史，必要时需要相关科室诊治。

十五 干眼应做哪些相关检查？

干眼又称干燥性角膜结膜炎，是指任何原因引起的泪液质和量异常或动力学异常导致的泪膜稳定性下降，发生眼表组织病变为特征，并伴有眼不适及视功能障碍的多种疾病总称。有一过性症状可恢复的称为干眼症，既有症状又有体征者称为干眼病，合并全身免疫性疾病者则为干眼综合征。

干眼是影响老年患者生活质量的重要因素之一，一般会有眼部干涩、发痒、灼烧异物感、视疲劳、眼红、眼胀痛、视物模糊等症状，严重干眼会发生角膜角化、血管化，导致视力下降，甚至失明。有些患者由于眼表缺乏有效的泪膜保护，所以对外界刺激十分敏感，反而会反射性地分泌泪液，造成常常流泪的症状。

干眼发生的病因包括：衰老引起的泪腺功能降低；自身免疫性疾病；角膜炎、结膜炎、睑缘炎、睑板腺功能异常等眼表疾病；各种眼表外伤（包括眼科手术后）；长期视频终端（指长期注视光学显示器终端如电脑、手机、电视等);眼表过敏性疾病;角膜接触镜(隐形眼镜)佩戴者;糖尿病;维生素 A 缺乏症;各种原因所致的睑裂闭合不全、神经营养不良性角膜病变,眼表长期暴露;长期处于空气流速较高、湿度较低、温度较高的环境;长期使用药物的眼表损害(如抗胆碱能药物、抗青光眼用药、抗病毒眼液、抗真菌药物、皮质类固醇、各种类型的防腐剂、异维 A 酸、眼局部频繁用药、神经毒素类表面麻醉药等)等。

同时,干眼患者泪液保护作用降低,角膜上皮更易受损,增加眼表感染风险,更易发生角膜炎、结膜炎、眼睑炎等。

干眼需行的检查主要包括以下几个方面:

1. 检查瞬目状态,瞬目的频率、眼睑闭合状态,有无长期眼表暴露及瞬目不完全导致泪液无法均匀分布。

2. 裂隙灯检查,是否有睑板腺功能异常、沙眼、眼类天疱疮以及其他角结膜的损伤等病因。

3. 泪膜稳定性检查,如泪膜镜、脂质干涉成像仪、荧光素 BUT 试验。BUT 即泪膜破裂时间试验,正常为 10~45 秒,<10 秒为泪膜不稳定(图 2-7)。

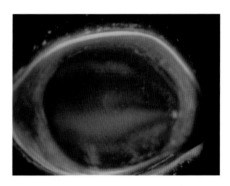

图 2-7　角结膜荧光染色

4. 泪液分泌量的检查,酚红棉线法(接近泪液基础分泌),Schirmer Ⅰ 试验(泪液的反射分泌)或 Schirmer Ⅱ 试验(加强的泪液反射分泌)。后两种泪液分泌试验检查时间为 5 分钟,正常为 10~15mm,<10mm 为低分泌,<5mm 为干眼(图 2-8)。

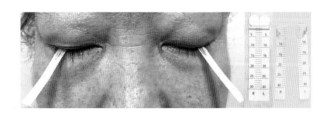

图 2-8　Schirmer 泪液分泌试验

5. 特殊染色检查眼表上皮有无损害,虎红染色、丽丝胺绿染色、荧光素染色,评价干眼严重的程度。

6. 其他辅助检查,如印记细胞、泪液蕨类、乳铁蛋白、自身抗体等。

7. 风湿免疫科进行全身免疫性疾病的排查。

提示

治疗去除引起干眼的原发病和因素是缓解症状的前提,如需长期滴用减少眼干燥感的人工泪液类药物(图 2-9),根据经济情况可选用不含防腐剂的眼液和眼用凝胶;重度干眼症患者可尝试配戴湿房镜,或在医生建议下采用泪道栓塞治疗。在日常生活中,养成健康的用眼习惯也非常重要:如近距离读写或作业时间不可过长,间歇远眺,避免视疲劳;显示器屏幕亮度与背景明暗反差不可过大;观阅屏幕等的中心应该在视线下 10cm 左右,使上眼睑保持下垂,减少眼表暴露;进行睑板腺按摩和热敷(详见第三部分睑板腺功能异常)。

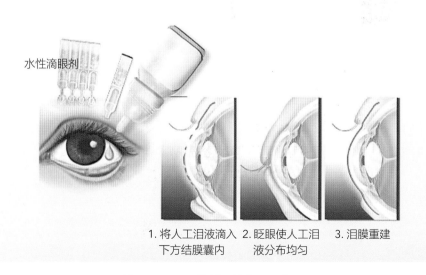

水性滴眼剂

1. 将人工泪液滴入下方结膜囊内　　2. 眨眼使人工泪液分布均匀　　3. 泪膜重建

图 2-9A　干眼润滑眼液作用示意图

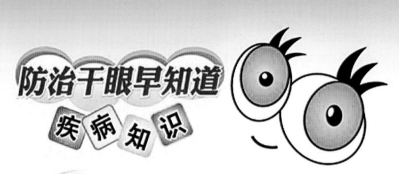

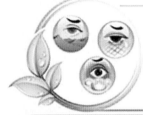

什么是干眼症?

干眼症是由于泪液质或量的异常,使眼睛不能得到足够湿润,导致眼干涩、烧灼、异物感及易疲劳等症状的眼表疾病,临床表现为眼红、刺痛、磨、分泌物增多、清晨睁眼困难、见风流泪等症状,严重的可导致视力下降或视物模糊。

为什么有干眼症?

眼表表面有泪膜覆盖,起到保护润滑营养眼表的作用,正常情况下,泪膜持续蒸发并变薄,同时泪液也会不断产生,随着眨眼运动覆盖于眼球表面。但当泪液分泌不足或泪液的质量异常时,泪膜在眨眼前就破裂了,眼表缺少泪膜的保护,出现干斑,角膜细胞受损,这时就会感到眼表不适。

哪些人容易患干眼症?

长期佩戴隐形眼镜的人
每天长时间在电脑前工作的人
长期在空调环境下工作的人

长期服用安眠药和缓解胃肠痉挛的药物,眼部频繁或者长期使用眼药液的患者,有眼部手术或外伤病史的患者

老年人,尤其是更年期后的妇女,长期眼部患炎症、过敏的患者,全身有免疫疾病;如糖尿病患者、干燥综合征、类风湿性关节炎、强直性脊柱炎

图 2-9B　干眼防治宣传

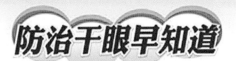

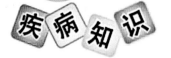

怎样滴用人工泪液

 清洁双手，将头仰后

 眼向上望，轻轻把下眼睑拉开成一"V"形的囊袋

 将眼药水从眼角侧滴入眼袋内，切勿让滴管接触到眼睛或眼睑

 闭上眼睛 3-5 分钟，同时用手指轻压两鼻侧的泪管开口

得了干眼症如何治疗？

- 人工泪液是目前最主要、最常用的干眼治疗方法
- 选用作用时间长，可持久缓解干眼症状的人工泪液，每天用量不超过 6 次

选择理想人工泪液，持久润滑，舒适安全

人工泪液的种类	特点
聚乙二醇滴眼液	最新型的人工泪液，作用持久，舒适安全
甘油类滴眼液	对泪膜进行全面补充，持久润湿
玻璃酸钠滴眼液	舒适度高，但是作用时间短，需频繁滴眼
纤维素衍生物类滴眼液	润滑性好，但是作用时间短，需频繁滴眼
凝胶类滴眼液	作用时间长，容易引起视物模糊，适合睡前使用
不含防腐剂人工泪液	无防腐，但是作用时间短，需频繁滴眼

图 2-9C　干眼防治宣传

十六　眼球胀痛应警惕什么?

引起眼球酸胀、胀痛的原因有很多。青光眼因为眼压升高致眼球发胀,是最严重和凶险的病因。应该到医院眼科进行专科检查,如测眼压、查视野、视盘和视网膜神经纤维层厚度检查等,排查青光眼。特别是有青光眼家族史的患者更应提高警惕,做到早发现早治疗。

用眼过度造成的视疲劳是引起眼球酸胀、胀痛最常见的原因。老年人眼的屈光调节能力逐渐下降,为了保持接近正常有效视力需进行一系列眼部代偿活动,必然引起眼的调节紧张,持续到一定时间和程度或紧张达到极限无法再坚持时,眼紧张变为松弛,以致视力模糊,并出现视疲劳症状,尤其是在抖动的汽车上看书、过强或过暗的光线下以及近距离作业时易出现,如看书、读报、看电脑、写字等。特别是眼睛有屈光不正、隐斜、斜视辐辏力减退等而未得到有效矫正和治疗时,视疲劳更易产生。

老年人屈光不正验光不准确、佩戴眼镜度数不准确,眼睛总是出现酸胀情况,特别是下午最为明显,往往睡一觉就有所缓解。因此到正规医院验光,配戴度数适宜的眼镜十分必要。当屈光状态发生明显变化,应及时重新验光、更换眼镜。另外瞳距测量准确也很重要。

其他眼睛疾病如葡萄膜炎、部分干眼症和眶上神经痛患者,也常有眼睛胀痛感。这类原因只要治好原发病,眼睛酸胀的情况即可解决。

✦☀ 提示

由于对病症程度的感受个体差异较大,尤其老年人敏感度下降,部分患者易诊治拖延,预后较差。此问题在青光眼和葡萄膜炎等较严重眼病更为突出。因此,出现眼胀症状后,应根据其他症状初步判断缓急,有条件尽早于医院诊治。

十七　眼异物感常见原因?

除了眼表异物颗粒会引起异物感外,老年人还常常因为其他一些情况

有眼异物感:

1. 睑内翻、倒睫。睫毛触及眼球,摩擦角膜,使该区域角膜上皮弥漫点状缺损。严重者易并发角膜溃疡、角膜混浊,影响视力。手术矫正睑内翻及消除倒睫,是治疗的根本。

2. 结膜炎。具有弥漫乳头增生和(或)滤泡形成的各类结膜炎,均可引起异物感,尤其眨眼时比较明显。其中,沙眼因其在睑结膜表面形成粗糙不平的外观,形似沙粒,异物感为常见症状(图 2-10)。

3. 结膜结石。常见于慢性结膜炎患者和老年人,是睑结膜表面出现的黄白色凝结物。当结石埋于结膜下时,不会引起自觉症状,无须治疗。如果结石突出于结膜表面,即可导致角膜擦伤,引起异物感,可由眼科医生在表面麻醉下用异物针或尖刀剔除(图 2-11)。

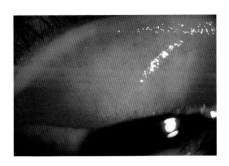

图 2-10　结膜炎

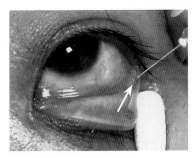

图 2-11　表面麻醉下挑取结膜结石

4. 较肥厚的翼状胬肉和睑裂斑引起的异物感较轻,其治疗原则参看第三部分相关内容。

5. 干眼。因泪液分泌量减少、成分异常或动力学异常等导致泪膜稳定性下降,称为干燥性角膜结膜炎,即干眼,会有异物感症状,常伴视疲劳和干涩感。

6. 结膜松弛症。老年人下方球结膜过多、松弛,并堆积于眼球和下睑之间。眼睑闭合对堆积的结膜造成摩擦,泪膜不稳定又可导致或加重干眼,均可导致异物感症状。较严重的结膜松弛症可行手术治疗。

7. 结膜瘢痕。机械性或化学性眼外伤、结膜炎及手术造成的结膜瘢痕,摩擦光滑的角结膜面而产生程度不同的异物感。

8. 角膜上皮损伤。各种原因造成的角膜上皮损伤或缺损，除了疼痛感，多有异物感，直到角膜上皮完全修复后症状才会消失。所以，一些眼表异物伴角膜上皮损伤的患者，异物去除后，仍可有异物感（图2-12）。

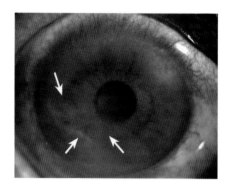

图 2-12　角膜上皮损伤

9. 带状角膜变性是主要累及前弹力层的表浅角膜钙化变性，当角膜上皮隆起或破损时，可有刺激症状和异物感。

10. 角膜炎。丝状角膜炎、复发性角膜上皮糜烂、浅层点状角膜炎以及其他多数角膜炎初期症状均可有异物感。

提示

任何原因引起的眼异物感均不宜过多揉眼，否则易加重病情和症状，延迟恢复。

十八　眼睛刺痛常见原因？

眼睛刺痛常见于角结膜或眼表的疾病与损伤。眼表感觉神经纤维受刺激，引发刺痛感症状，尤其角膜神经末梢分布密度很高，非常敏感。以下几方面原因可导致眼刺痛感明显：

1. 眼外伤。如角膜擦伤、电光性眼炎、雪盲、眼表化学烧伤、眼表热烫伤、眼表异物等。

2. 角结膜炎症。如部分结膜炎、角膜炎、角膜溃疡等。其中，单眼蚕食性角膜溃疡常见于老年人，有剧烈的眼痛、畏光、流泪及视力下降，发展迅速，治疗效果差。接触了棘阿米巴污染的土壤、水源、谷物和家畜后，易患以放射状角膜神经炎为特征的棘阿米巴角膜炎，眼痛剧烈，病程长达数月。单纯疱疹病毒性角膜炎除外,该病使角膜知觉减退。

3. 其他。多发于老年人的角结膜鳞状细胞癌和角膜原位癌、干眼、结膜结石等也可造成眼刺痛症。而角膜内皮失代偿引起的大泡性角膜病变则会有明显的眼痛和雾视。

提示

眼球刺痛明显,提醒老年患者就医前勿揉搓患眼,以免造成眼表进一步损伤或加重病情。明确的化学品入眼和可见稳定异物滞留眼表,可以用洁净水冲洗(此处需特别注意:遇水化学反应活性增高、释放强大热量的化学物质,如生石灰等,应先尽可能清除眼表残存物并请眼科医生救治),其他不明病因所致症状就医前不建议自行冲洗。

十九　几种常见"眼红"的区别?

临床中有许多疾病可引起眼红的症状,但其类型不同,提示疾病的种类和轻重缓急也不尽相同。患者可以参考以下提示,就医前对自己的眼病做初步判断。

1. 结膜充血。眼睑内面和巩膜表面贴附的半透明结膜上分布的血管扩张,称为结膜充血。其特点是血管颜色鲜红、粗大而弯曲、分支清晰,并远离角膜缘,推动球结膜时可随之移动。常见于结膜炎症,伴有分泌物,严重者可睑、球结膜弥漫充血红肿(图2-13)。一般不影响视力。

2. 睫状充血。是指以近角膜缘部位显著的眼表充血,位于结膜下深层,血管微细直行、呈暗红色、分支不清晰,推动球结膜血管不移动,而且有睫状体压痛。常见于虹膜睫状体炎、青光眼、巩膜炎与角膜及眼内的其他损伤和炎症等。

自然光线下表层巩膜炎为鲜红色充血,而巩膜炎为紫红色充血(图2-14)。局部用10%去氧肾上腺素可使浅层结膜血管和巩膜浅层血管收缩,但不能收缩巩膜深层血管。如果血管走行迂曲,应怀疑巩膜炎可能。

3. 混合充血。是指结膜充血和睫状充血同时存在的情况。严重结膜炎、

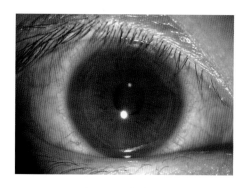

图 2-13　结膜充血

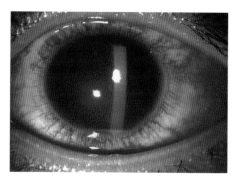

图 2-14　睫状充血

角结膜炎、角膜和眼内病变合并结膜炎等均可导致混合充血。

4. 球结膜下出血。球结膜下毛细血管破裂或其渗透性增加可引起球结膜下出血。由于球结膜下组织疏松，出血后易积聚成片状，这与血管扩张引起的眼红是有区别的。球结膜下出血极少能找到明确病因，诱发因素可能为激烈咳嗽、呕吐、眼外伤或头部挤压伤、结膜炎症，可有高血压、动脉硬化、肾炎、血液病、败血症或伤寒等病史。出血初期呈鲜红色，以后逐渐变为棕色，一般 7~12 天内自行吸收。如果出血量大，浓厚的出血可呈暗红色，并随体位在球结膜下向全眼周扩散（图 2-15）。

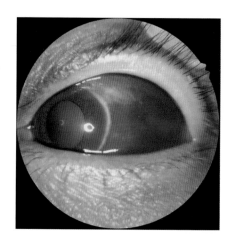

图 2-15　球结膜下出血

5. 翼状胬肉。翼状胬肉肥厚、明显充血，也有眼红的表象。疾病具体详见第三部分相关内容。

 提示

球结膜下出血导致的红眼看起来很严重，所以患者很紧张，其实大多情况下不必过于担心。早期冷敷，2 天后热敷，出血可逐渐吸收，视力不会受影响。而且球结膜下出血与眼底有无出血没有必然联系，无须太多顾虑。睫状充血、混合充血及较严重的持续结膜充血则需提高警惕,尽快到医院就诊,合理用药医治。切勿自行用药,以防不当延误治疗、加重病情。

二十　眼分泌物增多的注意事项有哪些?

眼分泌物增多常见于细菌、病毒感染性结膜炎,角膜炎,泪囊炎,眼外伤,物理化学刺激,过敏反应,营养缺乏,寄生虫感染等。不同的病因和病情,分泌物的多少及性质均有差别。如细菌感染多为脓性或黏液脓性分泌物,病毒感染多为水样分泌物,结膜炎重者可出现膜或假膜,免疫性结膜炎眼部奇痒伴黏丝状分泌物等。最常见的感染性角结膜炎、泪囊炎等导致的眼分泌物增多的日常注意事项如下:

1. 结膜炎急性期忌包扎患眼,防止结膜囊内细菌繁殖使炎症加重。

2. 结膜囊分泌物较多时,可用无刺激性的冲洗液(如生理盐水或 3%硼酸水)冲洗,每天 1~2 次,并用消毒棉签擦净睑缘。

3. 每次点眼药前需将眼分泌物擦洗干净,以提高药物疗效。

4. 一眼患病时应防止另一眼感染。患眼冲洗液勿流入健眼,接触过患眼的眼药水瓶勿用于健眼,以免引起交叉感染。

5. 严格注意个人和集体卫生,提倡勤洗手、流水洗脸,不用手或衣袖擦眼。急性期患者需隔离,尽可能避免与病人及其使用过的物品接触,如洗脸毛巾、脸盆等,以避免传染,防止流行。

6. 防止传播是预防的关键。发病期间勿去公共泳池、浴室、理发店、饭店等,减少传播机会。

7. 在炎症控制、分泌物消失后,仍需根据病情继续滴眼液 1 周左右,以防止复发。

8. 注意休息,适当增加睡眠,避免过度劳累。

9. 注意避免各种刺激因素,如烟尘、风沙、化学物质等。

10. 对于感染急性期及过敏反应的患者,要避免食用辛辣食物、海鲜等发物、忌酒。

✦ **提示**

滴眼剂点眼为眼表疾病最基本、最有效的给药途径,除少数情况外,均无须口服或静脉给药。对于微生物性角膜、结膜炎和泪囊炎,应选用敏感的抗生素和(或)抗病毒滴眼液。结膜分泌物涂片和刮片可确定有无细菌感染,必要时可做细菌和真菌的培养、衣原体或病毒分离鉴定、药物敏感试验等。但是病原体的分离和培养技术复杂、价格昂贵且耗时长,所以临床上不常进行。重症患者在未行药物敏感试验前可联合几种滴眼剂点眼,急性期应频繁点滴眼剂,疾病不同的发展阶段,用药种类和量均需调整,应遵医嘱进行(图2-16)。

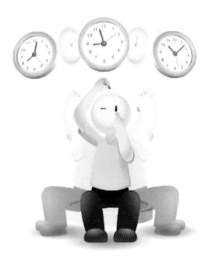

图2-16 遵医嘱点眼药

二十一 眼部发痒怎么办?

老年人眼部发痒的常见原因有眼睑皮肤湿疹、接触性或过敏性皮炎、部分睑缘炎和结膜炎患者,尤其是过敏性眼病,如过敏性结膜炎、春季卡他性结膜炎、巨乳头性结膜炎、特异性结膜炎及接触性结膜炎等。

现在过敏体质的人越来越多,花草、五谷花粉、动物毛发、粉尘、空气中悬浮微粒、阳光以及环境中污染物等,均可引起眼睛的过敏反应。尤其遇到刮风天气后症状即加重,表现为眼红充血,刺痒难忍,甚至有眼灼热感、怕光、分泌物增多、频繁打喷嚏、流鼻涕等。大多数过敏性结膜炎并不一定能查出确切的过敏原,或是过敏原种类复杂,不易查出,这就是过敏性结膜炎反复发作、不易彻底治愈的根本原因。

临床上经常可见过敏性鼻炎相关的眼痒。由于眼结膜囊与鼻腔之间通过鼻泪管相通,过敏性鼻炎会由此通道影响眼睛,使内眼角痒。但目前变态反应性鼻炎治愈不易,只能通过局部、全身用药,综合施治的办法减轻症状,控制发病时间。

还有部分老年人因眼睑皮肤对某些洗发液、浴液、染发剂、护肤品、化妆品等日化用品,乃至阿托品、氯霉素、磺胺类等眼药过敏,发生接触性皮炎。表现为眼皮红肿、起疱,有时有黄色黏稠液渗出,病人有眼痒及灼烧感(图2-17)。

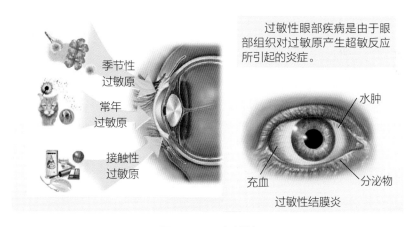

图 2-17　眼部过敏

那么遇到这些情况,该如何处置呢?

1. 体质敏感的人应注意生活中的细节,尽量减少对可疑致敏物的接触。发生接触性皮炎,应立即停用致敏物质。

2. 改善居住环境,注重清洁卫生,锻炼身体,增强体质,并在医生的指导下用药积极治疗和预防。

3. 有规律的季节性过敏患者,在过敏季到来之前预防点用抗过敏眼药。

4. 患有过敏性眼病时,尽量避免冷空气、冷热水、空气清洁剂、新装修异味等刺激。

5. 可戴深色遮光镜,减少光线刺激、减轻眼部不适。

6. 接触性皮炎眼部不宜包扎,可用稀盐水或3%硼酸溶液局部冷湿敷,在医生指导下应用皮质类固醇类眼药或皮肤药膏(图2-18)。

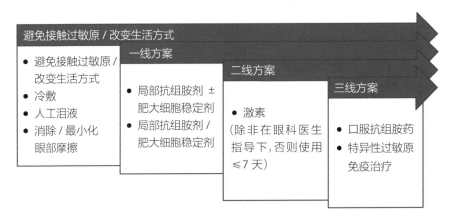

图 2-18　过敏性结膜炎防治原则

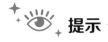 **提示**

很多患者经常因眼痒不适而不自觉揉搓眼睛,结果越揉越痒甚至导致眼睑及结膜水肿出血;还可因手不洁净而招致其他微生物的合并感染,导致内外眦部或睑缘组织炎性增生及溃破;或者加重球结膜松弛症及睑外翻,甚至感染性角结膜炎,应尽量避免。

三十二　眼流泪和溢泪的原因有哪些?

当泪腺受到情感或外界刺激后大量分泌泪液,起到冲洗和稀释刺激物的作用,产生过多的泪液流出眼睑,造成流泪。常见的形成原因包括:结膜炎、角膜炎、虹膜睫状体炎及泪腺疾病,如泪腺炎、泪腺肿瘤、Mikuliez综合征、三叉神经受刺激,面神经、交感神经、味觉反射受刺激,精神性流泪,眼表异物,药物及化学毒剂刺激等。

而泪液分泌量正常,因泪道排出障碍导致的泪液流出眼睑,称为溢泪。泪道功能和器质上的问题均可引起溢泪。泪道功能不全的情形,如泪点外翻者,其泪点和泪湖脱离接触,泪液不能通过泪小管的毛细现象吸入泪道。其形成原因包括:结膜或泪阜肥厚、痉挛性或瘢痕性睑外翻、老年性下睑松弛、面神经麻痹、下睑皮炎等;此外,眼轮匝肌松弛,可致泪液泵作用减弱或消失,泪液排出障碍,出现溢泪。其他常见原因还包括:泪小点狭窄、闭塞或缺如,泪道狭窄或阻塞(如炎症、泪石、肿瘤、外伤、异物、药物毒性等导致泪道结构和功能不全),急性泪囊炎,慢性泪囊炎(发生在泪囊内有分泌物滞留的基础之上,阻塞的原因可能与沙眼、泪道外伤、鼻炎、鼻中隔偏曲、下鼻甲肥大等因素有关),泪小管炎等。

✦👁 提示

老年患者常常不断擦拭眼泪,这种摩擦及泪液的刺激又引发或加重眼睑皮炎和外翻,使流泪更加严重,形成恶性循环。因此建议患者擦泪时向上轻擦。泪液长期浸渍形成的睑部皮肤湿疹,应及时于皮肤科诊治。此外,全身用氟尿嘧啶类和局部使用碘苷滴眼液等可使泪管发生堵塞。

二十三　眼睑红肿的几种情况?

眼睑皮下组织疏松,特别是老年人,炎症时组织渗出液或外伤时血液易于聚集在此,炎症反应也容易由此扩散。炎性水肿除眼睑水肿外,还伴有局部红、热、痛等炎症症状。常见于眼睑本身与眼睑邻近组织的急性炎症,如麦粒肿(睑腺炎)、睑缘炎、病毒性睑皮炎、眼睑湿疹、急性泪囊炎、泪腺炎、蚊虫叮咬、丹毒、全眼球炎、眶骨膜炎等。

1. 麦粒肿(睑腺炎)。眼睑腺体的急性、化脓性、结节性炎症病变,疼痛明显。老年人身体抵抗力差,常易受细菌侵害,尤其全身衰竭、糖尿病的老年患者更易患此病,并易形成脓肿。严重者可发展为眼睑蜂窝织炎。初期冷敷,之后热敷以软化硬结,局部和全身用抗生素药物,必要时手术引流排脓或切除。脓肿尚未形成切忌用手挤压。及时就诊治疗,如果处理不及时或随意挤压,可能引起败血症或海绵窦血栓而危及生命。

2. 睑缘炎。老年人发病率较高,为睑缘表面、睫毛毛囊及其腺体组织的亚急性或慢性炎症。一般与细菌感染、理化刺激、屈光不正、慢性结膜炎、溢泪、不良卫生习惯、常年烟尘或化学物刺激、睡眠不良、嗜好烟酒、某些过敏性因素或维生素 B_2 缺乏等有关。临床分为鳞屑性、溃疡性和眦部睑缘炎三类。大多存在睑缘灼烧、瘙痒、刺激感，眼部潮红肿胀，睑缘增厚，重者可累及角结膜和泪膜。对此，首先要消除诱因和避免刺激因素，加强营养和增强机体抵抗力。保持个人卫生，认真清洁睑缘，按照医嘱长期局部用药治疗，重者可全身口服相关抗生素。

附　睑缘炎的眼局部物理治疗

（1）清洁：用棉签蘸取刺激性小的茶树油或清洁液（或稀释的婴儿洗发液），清洁睑缘和睫毛，清除分泌物（图2-19）。

（2）热敷：用40~45℃热水蒸气熏蒸5~10分钟，或热毛巾敷上、下眼皮（谨防烫伤）。

（3）按摩

1）局部热敷后，轻闭双眼，用拇指和食指放在上眼皮的内眦和外角上，分别向中间用力。

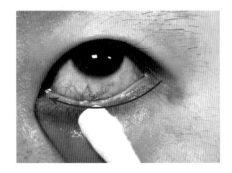

图2-19　清洁睑缘方法示意图

2）使睑板成弓形，同时施加一个向下的压力，对上眼睑进行轻柔按压。

3）用同样的方式，使睑板成弓形，同时施加一个向上的压力，对下眼睑进行轻柔按压。

（注：睑板腺垂直于睑缘排列，开口于睑缘。上睑按摩路径最终垂直于睑缘向下，下睑按摩路径最终垂直于睑缘向上，利于睑板腺分泌物排出，图2-20）

3. 病毒性睑皮炎。包括单纯疱疹病毒、带状疱疹病毒、天花病毒、传染性软疣病毒及人乳头状瘤病毒引起的

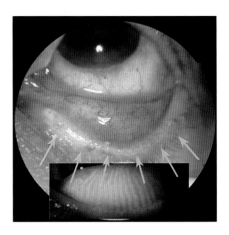

图2-20　下眼睑睑板腺按摩方向

眼睑皮炎。以前两种最常见，具体见第三部分"二十三、颜面部疱疹相关眼病防治"。

4. 眼睑湿疹。老年人常因眼分泌物和泪液的浸渍,眼镜架常年刺激局部皮肤,局部接触易过敏的药物(包括抗生素、阿托品、表面麻醉剂、毛果芸香碱、磺胺药物、汞剂等)或刺激性物质包括化妆品、清洁液、染发剂等,导致眼睑皮肤发痒、灼烧感,出现红斑、丘疹、水疱、糜烂和结痂。这种情况下应立即停止接触刺激物。如难以确认同时使用的多种药物中何种药物引起反应,可暂停所有药物。生理盐水或 3% 硼酸局部湿冷敷,可涂糖皮质激素眼膏,但不宜包扎。全身口服抗过敏药物和钙剂。

5. 急性泪囊炎。常为慢性泪囊炎急性发作,泪囊部(内眦偏下方)红、肿、热、痛明显,有脓性分泌物,常波及眼睑及颜面部。治疗的原则是控制感染、缓解疼痛、使堵塞的泪道重新通畅。(具体见第三部分相关内容)

6. 急性泪腺炎。老年人抵抗力下降,泪腺外伤创口或邻近组织炎症蔓延、远处化脓性病灶经血行转移而来、结膜上行感染等,导致单侧泪腺急性感染,伴疼痛、流泪或脓性分泌物。眶外上方局部肿胀、发热、触痛,眼睑皮肤红肿。应全身用抗生素或抗病毒药物。脓肿形成,宜早切开排脓。

此外,眼睑钝挫伤(疼痛性水肿和瘀斑)、蚊虫叮咬、丹毒、全眼球炎、眶骨膜炎等均可造成眼睑红肿的症状。

✦👁 提示

此类炎性病症患者应注重休息、多喝白开水或清热泻火饮品,多食维生素 C 含量高的新鲜蔬菜水果,避免烟酒、辛辣、油腻甜食等。全身病及某些局部因素,如黏液性水肿(多下睑)、肾功能异常(上睑多见)、心脏病、甲状腺功能减退症、贫血、营养不良、血管神经性水肿、变态反应性疾病、海绵窦血栓、眼眶深部肿瘤等,常可引起眼睑的非炎性水肿,表现为眼睑皮肤肿胀、苍白、发凉,水肿严重时皮肤平滑而坚实,水肿消退时眼睑皮肤出现细小皱纹。此种情况应与眼睑炎性水肿相鉴别,及时到相关疾病科室就诊。

二十四 上睑下垂的原因有哪些?

上眼睑的正常位置在角膜(即俗称黑眼仁)的上方,但不应遮挡瞳孔。当自然平视时,上睑缘遮盖角膜上缘超过 3mm 即可定义为上睑下垂,表现为一侧或双侧的上睑明显低于正常位置,不仅影响外观,更重要的是遮挡造成严重视力障碍。除了先天性上睑下垂,老年人后天获得性上睑下垂常见原因包括:

1. 神经源性上睑下垂

(1)动眼神经麻痹:常表现为中到重度单侧上睑下垂,平时患眼有轻微偏斜和内陷,眼球无法向内、上、下转动或转动不到位。糖尿病和高血压引起的动眼神经麻痹不影响瞳孔,后交通动脉瘤则可导致瞳孔固定或散大。

(2)眼交感神经麻痹(Horner 综合征):颅脑、颈部、胸腔、鼻咽部、海绵窦、颈内动脉及中耳部等部位的病变均可导致眼交感神经麻痹。除上睑下垂,还伴有同侧瞳孔缩小、面部潮红、少汗等症状。

(3)动眼神经错向支配:可有短暂性或眼球向各方向运动时上睑下垂。

2. 肌源性上睑下垂

(1)重症肌无力:眼肌型的重症肌无力具有该病的共同特点,如隐匿发病,疲劳时加重,晨轻暮重等,眼部可有垂直方向的间歇性复视。可伴有四肢近端肌肉过度疲劳,说话、咀嚼和吞咽困难等全身相关病症。

(2)肌强直性营养不良:一般为双侧对称性上睑下垂,伴有愁苦面容。全身体征的特点为骨骼肌收缩后松弛迟缓,如握拳放松困难。同时可存在眼部及全身的多种病症。

(3)进行性眼外肌麻痹:进展性对称性上睑下垂和眼外肌麻痹,非常罕见。

3. 其他。老年人上睑提肌腱膜退化,眼睑皮肤松弛症、术后或全身病等原因引起的严重眼睑肿胀,眼睑肿瘤、眼眶病变等亦可形成上睑下垂。

✨👁 提示

老年人多有上眼睑皮肤松弛症,当程度较重时松弛的上睑皮肤会下垂于睑缘下方而遮挡瞳孔,实际上不同于真正的上睑下垂,为"假性上睑下垂"。这种情况可以通过简单的部分上睑皮肤切除术来矫正。其他引起"假性上睑下垂"表现的还有眉毛下垂、对侧眼睑退缩、同侧眼下斜视、小眼球、眼球痨、眼球凹陷或义眼等情况。而上述各种来源的上睑下垂由于可能涉及不同病因,均需前往眼科及相关科室综合诊治。在进行病因治疗和药物治疗无效时,再考虑手术治疗。

二十五 眼睑痉挛怎么办?

眼睑痉挛是指眼皮不自主地痉挛抽搐,患者常自述反复发作或持续的"眼皮跳"。有的还伴有频繁眨眼,或同时伴发颜面部或颈部肌肉抽搐。

睑内或外翻、倒睫、角结膜炎、睑缘炎、虹膜睫状体炎、眼外伤等造成眼部不适感或刺激症状,由此引发的保护反射性眼睑痉挛最为常见。睡眠时症状可消失。

一些颅内的炎症、损伤、肿瘤或血管异常亦可导致眼睑痉挛。半侧面肌痉挛者睡眠时也可发作。

此外,老年人常可发生无明确原因的特发性眼睑痉挛,女性较多见。双眼眼睑痉挛逐渐加重,精神压力大、焦虑、过度疲劳等可诱发或加剧症状。多数症状可在数年后稳定。其确切发病机制仍不明了,可能为多因素造成的神经系统功能性疾病。但也有研究通过磁共振动脉成像技术(MRA)证实可能与脑干血管异常压迫面神经有关。

有明确病因的眼睑痉挛首先治疗原发病。保证良好的睡眠,放松紧张情绪,劳逸结合,调整身心状态。也可尝试眼部按摩、中医针灸缓解症状。眼睑痉挛症状较重者可行眼轮匝肌的肉毒杆菌毒素注射、使之麻痹,或颈神经结阻滞治疗。这种药物注射性治疗起效快,但只能起到暂时缓解症状的作用,治标不治本。还要谨防药物毒性和副作用,尤其对于反复接受注射的患者。重者可行眼轮匝肌或面神经手术,但有手术并发症的可能,且效果不确定。

二十六 眼球内陷的原因有哪些?

老年人眼睑及眶内脂肪萎缩、软组织变薄,可见眼窝加深,但这并非眼球内陷。只有当眼球向后退位于眼眶内,才为医学上所指的眼球内陷。如外伤、长期的眼内炎、视网膜脱离、色素膜脱离、眼球术后等各种原因引起的低眼压,眼球萎缩,即眼球痨;眶壁骨折、眶部肿瘤取出术后等导致眶内容积增大或眶内容物嵌顿脱垂于眶外;斜视矫正术后眼外肌过多收缩;或本身即为真性小眼球。还有一些全身情况也可以导致眼球内陷,如老年女性乳腺癌转移、眼眶的慢性硬化性炎症疾病等引起的眼眶瘢痕性病变;放射治疗后、硬皮病、慢性上颌窦炎、长期存在的眼眶血管曲张等导致眶内容物萎缩;颈交感神经麻痹(Horner 综合征)使眼眶肌肉迟缓和麻痹。

提示

因外伤眶壁骨折者,可通过手术修复眶壁、还纳脱出的眶内容物而进行矫正;颈交感神经麻痹者可进行病因治疗。其他原因引起的眼球内陷缺乏有效的治疗方法,主要是对症处理。

二十七 眼球突出的原因有哪些?

眼球较既往向眶外突出,称为眼球突出。当同侧眼球病理性增大(如高度近视、角膜葡萄肿、先天性青光眼)或眼睑退缩、对侧眼球内陷,可出现眼球突出的假性表象。引起老年人真性眼球突出的常见原因如下:

1. 甲状腺相关眼病。眼眶组织水肿和淋巴浸润可引起单侧或双侧眼球突出(详见第四部分"七、甲状腺相关眼病")。

2. 淋巴瘤。引起单侧或双侧眼球非充血性突出,老年人较多见。当肿瘤在眼眶位置较前可引起眼球移位及眼周隆起。

3. 颈动脉海绵窦瘘。有头部外伤史或海绵窦动脉瘤自发破裂，造成单眼的疼痛性、搏动性眼球突出，严重球结膜水肿或眼表血管明显扩张。

4. 海绵窦血栓。皮肤或鼻窦感染，症状与颈动脉海绵窦瘘相似。但合并全身感染，病情也多较严重。

5. 其他。如转移性肿瘤、眶蜂窝织炎、特发性眼眶炎症综合征等发病较快、多伴眼部的充血、水肿与疼痛；海绵窦血管瘤、眼眶血管曲张、眶内慢性炎症、炎性假瘤或良性肿瘤等表现为慢性进行性眼球突出；搏动性眼球突出还见于眶上壁缺失、眶内动脉瘤等；随体位改变的眼球突出可见于眶静脉曲张、眶壁缺失等；鼻窦肿瘤、恶性眼睑肿瘤、鼻咽癌、骨髓瘤、白血病、泪腺病变等侵犯眼眶，均可造成眼球突出。

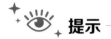 **提示**

眼球突出的治疗取决于病因，影像学检查必不可少。通过医生病情评估，一些眼球突出严重者可通过手术破坏眶壁骨片，相对较轻者减少眼眶深部脂肪，从而达到扩大眼眶容量、眼球后缩的目的。

二十八　老年人斜视的原因有哪些？

生活中俗称的斜眼在医学中叫作斜视，指眼视轴偏离，双眼无法对准同一位置，是引起双眼复视的主要原因。除了先天性斜视，老年阶段发生斜视的常见原因如下：

1. 限制性甲状腺肌病。甲状腺相关眼病患者，眼球受累肌肉所支配的相反方向运动受限，如下直肌最常受累（导致眼球上转受限），其他依次为内直肌（外展受限）、上直肌（下转受限）、外直肌（内收受限）。

2. 重症肌无力。可累及任意或所有眼外肌肉，最常见的运动障碍为上转受限。

3. 眶壁骨折。内侧眶壁爆裂性骨折者，内直肌嵌顿于骨折处导致眼球外展运动受限，偶见内收运动受限。眶底爆裂性骨折者，下直肌及下斜肌嵌顿，眼球上转受限。

4. 急性眼外肌炎。可伴疼痛、结膜水肿等症。

5. 严重持续的特发性眼眶炎症疾病。眼眶组织纤维化,引起严重的眼肌麻痹。

6. 医源性眼肌麻痹。眼部手术损伤眼外肌,导致其功能异常。

7. 眼运动神经麻痹。如颅脑外伤、高热、脑梗死、颅内出血、糖尿病、开颅手术后或无明显病因出现展神经、动眼神经麻痹,前者发生显著内斜视,后者受累眼上睑下垂、明显外斜视、瞳孔正常或散大。

提示

首先明确病因,除外常规眼科检查,还应包括神经科、内科和耳鼻喉科等相关科室排查。针对病因治疗是解决问题的根本。病因清楚、病情稳定半年后仍有斜视可考虑手术。但手术仅矫正眼位,并不能改善眼外肌的运动功能。

第三部分

老年常见眼病及防治须知

一 白内障须知

白内障是老年人致盲的首要病因,也是全球第一位致盲眼病。随着全球人口老龄化,其发病率及患病人口总数不断地上升,"白内障"这个名词也为老年人广为熟知。但是从我们的临床工作来看,很多患者对白内障的诊疗认知仍存在很大盲区。

白内障的形成除了与自然衰老有关,还与任何影响晶状体组织结构及正常代谢的因素相关,如日光(紫外线)照射、糖尿病、营养不良、严重腹泻、机械性或化学性损伤、手术、炎症、药物、饮酒、吸烟、高血压、心血管疾病、青光眼、高度近视、遗传因素以及经常接触电离辐射、微波、电磁波和红外线等。

并不是晶状体的任何混浊都会严重影响视力,世界卫生组织(WTO)定义晶状体混浊且矫正视力低于 0.5 为有临床意义的白内障。而且,老年性白内障进展缓慢,手术治疗技术成熟、效果肯定。因此当最佳矫正视力较好时,老年朋友不必为白内障感到焦虑不安。

(一)白内障的类型

根据病因可分为:先天性、老年性、并发性、代谢性、药物及中毒性、外伤性和后发性白内障。

眼部疾病,如角膜溃疡、青光眼、葡萄膜炎、视网膜脱离或变性、眼内肿瘤、高度近视等,均可并发白内障。而糖尿病、血钙过低、半乳糖代谢障碍和肝豆状核变性等可引起代谢性白内障。长期应用或接触某些药品或化学物质,如皮质类固醇、氯丙嗪、抗肿瘤药物、缩瞳剂、避孕药、苯及其化合物、重金属等,可引起药物及中毒性白内障。外伤性白内障除了常见的眼钝挫伤、穿通伤外,化学伤、辐射和电击等也可导致白内障的形成。

后发障指白内障囊外摘除(包括超声乳化摘除)术后或晶状体外伤后,残留的晶状体皮质或上皮细胞增生而形成的混浊。后发障是白内障囊外摘除术后最常见的并发症,术后发生率在成人为 30%~50%,在儿童则达 100%。

根据晶状体混浊的部位可分为皮质性、核性和囊下性。

根据晶状体混浊程度可分为初发期、膨胀期、成熟期和过熟期。膨胀期白内障可引起闭角型青光眼体质的患者诱发青光眼急性发作。成熟期白内障眼底已不能窥入,影响术前眼底评估。过熟期白内障容易因晶状体囊膜破裂而引起晶状体过敏性葡萄膜炎、晶状体溶解性青光眼、继发性青光眼等,需立即手术治疗。所以白内障不是越晚手术越好。

(二)白内障的症状

首要症状即程度不同的视力下降。尤其是瞳孔区和后囊中央部的晶状体混浊影响视力最明显,其特点是:强光下瞳孔收缩,混浊阻挡入射光线,视力反而较弱光下差。核性白内障由于晶状体核屈光力增加,还可产生核性近视,使原有的老视减轻或近视度数加深。晶状体混浊不均匀会形成晶状体性散光。此外,晶状体纤维肿胀和断裂以及水隙的出现,产生类似棱镜的作用,致使在看月光或灯光时,一只眼睛看见两个或多个月亮、灯源,即单眼复视或多视。其他还包括眩光和视野缺损等症状。双眼对比和色觉敏感度也有所下降(图 3-1)。

(三)手术时机的选择

传统观念认为老年性白内障要等看不见东西、白内障完全成熟的时候做手术最好。但随着显微手术设备及技术的不断进步,目前的观点是:当由白内障引起的视功能下降给患者生活和工作带来不便,身体状况允许的前提下,即可根据患者意愿实施白内障手术。目前手术切口小、时间短、恢复快,手术季节不会对术后恢复效果有太大影响。

当然,除了患者主观意愿,还要满足手术适应证、排除手术禁忌证。而且患者术前一定要明白,当存在其他影响视功能而无法治愈的眼部疾患(最常见的为眼底病变)时,白内障术后视功能恢复有限甚或没有任何改变。

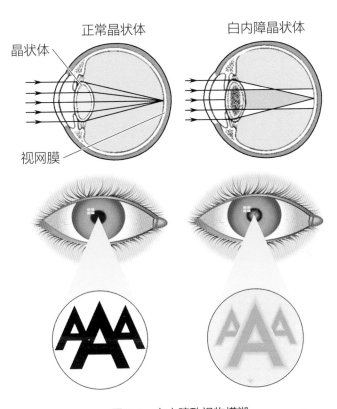

正常晶状体　　　白内障晶状体

晶状体

视网膜

图 3-1　白内障致视物模糊

提示

白内障不是越晚做越好。晶状体过于老化,一方面晶状体核过硬不仅不利于手术,术中还需要更多的超声能量、更长的时间甚或更大的手术切口来完成操作,造成更多手术创伤和并发症可能;另一方面,过熟期白内障可继发青光眼与眼内炎症,造成严重眼损害。

(四)手术适应证

手术适应证:①晶状体混浊,视功能无法满足患者生活需要(根据不同人群对视力要求的差别,手术时机的选择也因人而异);②晶状体混浊妨碍眼底疾病的观察和治疗;③晶状体溶解或过敏反应等引起眼内的炎症;④晶状体膨胀加重闭角型青光眼前房角关闭;⑤晶状体半脱位或全脱位;⑥玻璃体视网膜手术易并发术后白内障,可考虑同时摘除晶状体。

手术禁忌证:①活动性眼部(包括眼内、眼表、眼睑和泪道)炎症;②虹膜新生血管无法消除;③角膜内皮代偿功能差;④眼内恶性肿瘤;⑤正在进行全身抗凝治疗的患者。其他方面,如高度近视和独眼的患者,手术风险较大,需谨慎。

除了手术的绝对指征,大多数白内障手术时机需根据个体特点和需求进行选择。如:高度近视患者为了摘掉配戴不便的厚镜片,即使白内障不重,也可以考虑早期即进行白内障手术;窄房角或明确诊断闭角型青光眼患者,早期行白内障手术可以加深前房深度、降低前房角关闭风险,预防青光眼发作;对视功能要求较高的患者,条件允许也可以早期进行手术。

(五) 术前准备

1. 首先是术前的心理准备,消除不必要的紧张情绪。白内障手术是眼科一项常见手术,手术时间短,痛苦少,术后一般无不适感。了解白内障手术的基本知识,消除术中的紧张情绪,利于手术的顺利进行。相反,如果术中过于紧张、配合不良,不仅给术者操作带来难度,延长手术时间,手术并发症的风险也大大增加。

2. 系统疾病患者,如糖尿病、高血压、心脏功能不全或慢性心力衰竭、慢性支气管炎等,术前须进行相应的内科治疗、控制病情,避免发生手术意外、影响术后伤口愈合。

3. 如果非必须全身用药,阿司匹林等抗凝药停药至少一周。

4. 眼部疾病患者:青光眼术前降低眼压;葡萄膜炎无活动期炎症;急性结膜炎、沙眼、睑内翻倒睫、泪囊炎及眼周炎症等需治愈。

5. 术前常规全身检查包括:血压、心电图、胸片、血尿常规、凝血、肝肾功能、血糖等。眼部常规检查包括:视力、眼压、裂隙灯、角膜内皮计数、眼底检查、角膜曲率、超声测眼轴长(估测人工晶状体度数)等。对于白内障混浊较重、眼底窥不清的患者,需要行眼B超、电生理等检查,对眼底进行粗略评估。

6. 术前三天抗生素眼液局部点眼。

7. 术前一天冲洗泪道。

8. 术前清洗眼部、冲洗结膜囊及点散瞳眼药扩大瞳孔。

(六) 人工晶状体选择

术中植入眼内的人工晶状体用来代替自身被摘除的混浊晶状体,使外界光线能够聚焦于视网膜。人工晶状体为高分子聚合物,生物组织相容性好,可以在眼内长期放置。

首先,人工晶状体像佩戴眼镜一样是有不同度数的。手术前测量度数,根据个人用眼习惯的不同,患者可以和手术医生商量选择术后达到正视或近视的效果。对于高度近视眼,通过白内障手术可以帮助患者术后摘掉眼镜或降低近视镜的度数。

其次,人工晶状体具有不同材质、类型和特性。通常使用的人工晶状体无调节能力,无法满足人眼可同时视远、视近的要求,所以术后仍要验配眼镜以协助视近或视远。目前有一些新型的人工晶状体,如:多焦点人工晶状体可同时满足视近、视远,但对比敏感度下降,可引起眩光、光晕、分辨力低等不适;可调节人工晶状体依靠睫状肌收缩获得 1.5~2.5D 的调节力,但对囊袋和睫状肌功能有要求,调节幅度较小;可矫正散光的 Toric 人工晶状体;具有滤过功能的有色人工晶状体,可阻挡紫外光和蓝光对视网膜特别是黄斑的损伤。

人工晶状体的选择主要根据术眼的具体情况而定,比如囊袋松弛者最好选用直径较大、晶状体袢支撑较为稳固的人工晶状体,而黄斑病变患者装滤过型晶状体后视物变暗可能更加明显,要结合临床各种情况综合考虑。在满足医疗要求基础上,可根据经济状况和不同需求选择人工晶状体。特别提示老年朋友:在人工晶状体的选择上,适合别人的不一定适合自己,也不必一味追求高价位人工晶状体(图 3-2)。

(七)术后注意事项

1. 术后 3 个月内都要避免剧烈活动、特别是头部晃动,不要低头,更不能用力挤眼、揉眼或压迫眼球。

2. 咳嗽、呕吐、大便干燥等及时治疗,尽量避免。

3. 糖尿病患者控制血糖,贫血、抵抗力较低的患者补充高蛋白等营养物质,以利于伤口愈合,降低感染概率。

4. 术后第一天、一周、一个月时要到医院复查,如果有眼红、眼痛、流泪等症状及其他特殊情况应立即到医院就诊。

5. 术后局部点眼药注意不要触碰眼表。

6. 术后 3 个月可验光配镜。

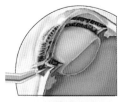

1. 在角膜上做一小切口。

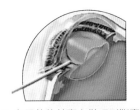

2. 在晶状体前囊上做环形撕囊。

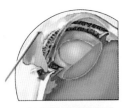

3. 取出撕下的前囊膜。

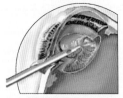

4. 对晶状体进行超声乳化。

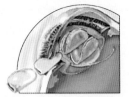

5. 植入人工晶状体。

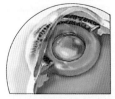

6. 调整人工晶状体位置,闭合切口。

图 3-2　白内障超声乳化切除、人工晶状体植入手术示意图

7. 术后视力下降可能的原因众多,须及时到医院做相关检查。部分患者术后晶状体后囊膜逐渐灰白混浊,称为"后发障",可予 YAG 激光消除。

预防贴士

老年性白内障形成原因复杂,平时针对一些高危因素注意以下方面:营养全面均衡,多吃新鲜蔬菜、水果,多吃富含游离氨基酸、某些微量元素(如钙、镁、钾、硒等)及维生素 C、E 的食物,忌烟、酒;遇到腹泻呕吐或大量排汗等脱水情况时,应及时补充水分;控制血糖;长期户外活动接受日光(紫外线)照射时,配戴滤光镜;避免微波等辐射;注意用眼卫生,劳逸结合,阅读、看电视、看电脑的时间要合理控制,注意光线适当;白内障药物,如吡诺克辛、谷胱甘肽、苄达赖氨酸等可以增加眼内营养、改善晶状体新陈代谢,但疗效有限,手术仍是目前治疗白内障最有效的方法。

二 青光眼须知

青光眼是全球仅次于白内障的致盲性眼病,即使在发达国家也只有50%的患者得到及时诊治。从概念上讲,青光眼是指病理性眼压升高,超过了眼球内组织所能承受的眼内压力限度,导致特征性视神经及其视觉通路损害为主的一组疾病。其典型和最突出的表现是视盘的凹陷性萎缩和视野的特征性缺损、缩小。眼压越高,高眼压时间越长,视神经损害的程度越严重。如不及时采取有效的治疗,视野可逐渐全部丧失,最终导致无法逆转的失明。(图 3-3~ 图 3-6)

(一)青光眼的类型

与老年人相关的青光眼类型主要有两大类,原发性青光眼和继发性青光眼。

原发性青光眼为主要的青光眼类型,在我国占 86.7%,其病因机制尚未完全阐明,是典型的眼科心身疾病。根据前房角解剖结构和发病机制的差异,分为闭角型青光眼(急性和慢性)和开角型青光眼两类。与开角型和闭角型青光眼机制不同的特殊类型原发性青光眼包括:高褶虹膜性青光眼、恶性青光眼(睫状环阻滞性青光眼)、正常眼压性青光眼(低眼压性青光眼)、色

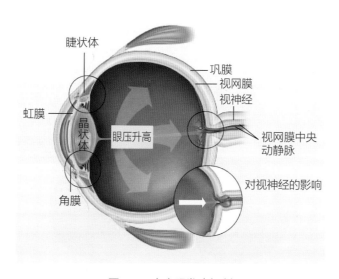

图 3-3 青光眼发病机制

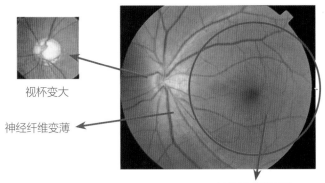

视杯变大

神经纤维变薄

神经节细胞丢失

图 3-4　青光眼眼底变化

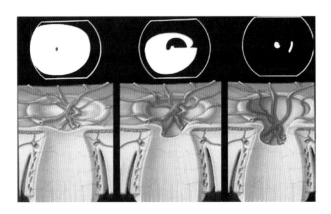

图 3-5　视神经萎缩伴随视野丢失

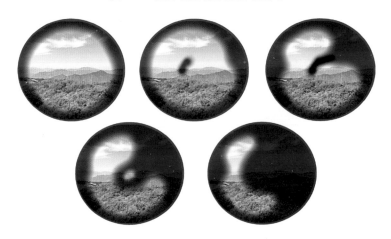

图 3-6　视野丢失进展

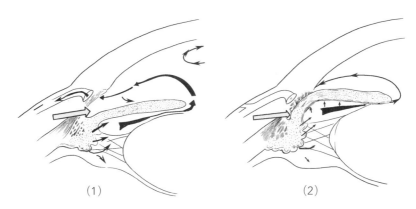

（1）　　　　　　　　　　　　（2）

图 3-7 闭角型青光眼前房角关闭（黑色箭头为眼内房水循环路径）

素性青光眼、剥脱性青光眼等（图 3-7）。

继发性青光眼是眼部其他疾病或全身疾病等明确病因所致的一类青光眼。常见的原发病变主要有炎症、外伤、出血、血管疾病、相关综合征、相关药物、眼部手术以及眼部占位性病变等，病情更为复杂和严重，预后往往较差。

（二）青光眼的高危人群和高危因素

1. 青光眼家族史　青光眼具有遗传倾向性和家族聚集性已得到公认，其与多个基因的病理性改变有关。所以直系亲属患有青光眼疾病，家庭其他成员应尽早、定时眼科检查，排查青光眼。

2. 种族　原发性闭角型青光眼以黄种人最多见，黑种人次之，白种人最少。因此原发性闭角型青光眼主要分布在亚洲地区，尤其是在我国。而开角型青光眼白种人患者较多。但是正常眼压性青光眼尤以亚洲，特别是日本、韩国最多。剥脱性青光眼多见于北欧，我国新疆维吾尔族较多见。

3. 性别　女性闭角型青光眼和正常眼压性青光眼明显多于男性。但是慢性闭角型青光眼多见于 50 岁左右的男性。剥脱性青光眼男性患者较女性多一倍。

4. 年龄　随着年龄增大，开角型和闭角型青光眼的发病率增高。

5. 远视和近视　远视眼患者由于眼轴较短、前房结构拥挤，易倾向于发生闭角型青光眼。近视眼患者是开角型和正常眼压性青光眼的高危人群。

同时,近视眼患者对高眼压敏感性较高,相同眼压更易造成青光眼性损伤。

6. 其他 糖尿病、低血压或高血压、甲状腺功能低下、心血管疾病尤其是周围血管痉挛(如雷诺征、偏头痛等)、血液流变学异常(如高血黏度)、血流动力学危象(如失血、休克)、视网膜静脉阻塞、自身免疫性疾病等高危因素,可能导致视网膜缺血缺氧、视神经和视网膜神经节细胞的自身免疫损伤等,使得视神经损害阈值降低,从而增加青光眼的易患性和促进青光眼损害的进程。

(三)青光眼的症状和体征

1. **闭角型青光眼急性大发作**时,患眼视力急剧下降,伴剧烈眼胀、头痛及鼻根部酸痛,甚至恶心呕吐。眼部明显混合充血,角膜雾样水肿,瞳孔散大,房角关闭,眼球坚硬如石,眼压多上升至 50mmHg 以上。首发患者往往先到神经科及内科就诊,易被误诊为脑血管疾病及急性胃肠炎等。因此,作为患者及家属也应注意发作时眼部情况,如是否眼部发红等,及时到眼科就诊,进行全面排查。如果急性发作时间短、眼压得到及时控制,一般视力和视野可逐渐恢复正常。如果未能得到及时控制,眼压持续过高,可在短期甚至数日内导致失明。

2. **闭角型青光眼先兆期或小发作**特点是,仅有轻度眼部酸胀、头痛,发作时有雾视和虹视(见灯光周围有环状彩色光晕)现象。眼科检查眼部无明显充血,虹膜大多膨隆,眼压多在 30~50mmHg。发作时间短暂,多在休息和睡眠后好转。

3. **慢性闭角型青光眼**往往自觉症状不明显,不易引起患者警觉,仅有眼部不适、视物模糊、虹视等,房角中度狭窄,眼压缓慢增高。如果未及时诊治,视盘逐渐形成凹陷性萎缩,视野也随之发生进行性损害。很多不太敏感或粗心的老年患者,来就诊时已经是晚期的管状视野及不可逆的视神经萎缩。

4. **开角型青光眼**在早期几乎没有症状,或仅主诉视物模糊、视疲劳等。房角开放,24 小时眼压波动差值异常,眼底典型的青光眼病理性视杯凹陷。眼压波动较大或水平较高时,也可出现眼胀、鼻根部酸痛、虹视和雾视等。晚期则因视野缩小而出现行动不便或夜盲。

5. **恶性青光眼**是一组多因素难治性青光眼,经过闭角型青光眼药物或手术治疗后眼压不降反而升高,病情重,好发于小眼球、短眼轴、大晶状体的闭角型青光眼患者。

6. **正常眼压性青光眼**患者眼压值均在正常范围,房角开放,但有类似青光眼的视盘凹陷扩大和视野缺损,可有视力减退和视野模糊、缺损等主诉,其他主观症状较少。

(四) 青光眼的治疗原则

1. 青光眼治疗首要即降眼压,包括药物治疗、激光治疗和手术治疗,可以联合采用。降眼压的治疗策略因青光眼类型和病程阶段而异,但一般性原则为首选药物降眼压,如果无效必须及时选择手术治疗。

2. 缩瞳剂与周边虹膜切除术或激光周边虹膜切开术,目的均是解除闭角型青光眼瞳孔阻滞,广泛适用于闭角型青光眼,也是早期预防大发作的有效手段。

3. 闭角型青光眼急性大发作时,缩瞳剂、口服和眼部点降眼压药物、静滴高渗脱水剂等多种手段积极控制眼压。如果采取以上措施后眼压仍控制不良,房角多粘连丧失功能可行小梁切除术等滤过性手术。

4. 滤过性手术是人为开创一条滤过通道,将房水引流到巩膜或结膜瓣下,以缓解高眼压。此类手术适合于房角广泛粘连的闭角型青光眼、药物降压效果较差的开角型和闭角型青光眼。对于多次滤过性手术失败的患眼,可采用青光眼减压阀植入术。对于眼压控制较差的患眼,术后仍可能需要联合应用降眼压眼药。

5. 伴有白内障的闭角型青光眼患者,可以通过白内障摘除术,达到加深前房、开放房角的治疗效果。对于部分房角已粘连的患者,常将白内障摘除术联合滤过性手术才能较好控制眼压。

6. 激光小梁成形术可以改善房水流出易度,降低眼压,适用于开角型青光眼。

7. 睫状体光凝或冷凝术,是通过破坏睫状体以减少房水分泌,只有新生血管性青光眼或通过以上治疗手段均无法控制眼压的终末期青光眼才予采用。

8. 此外,视神经保护是青光眼治疗的另一个重要方面。目前,临床上已应用的主要是钙离子通道阻滞剂如倍他洛尔、尼莫地平、硝苯地平,抗氧化剂如维生素 C 和维生素 E,α 受体激动剂如溴莫尼定,植物药如银杏叶提取物,中药如葛根素、当归素、黄芩苷及灯盏细辛方剂等。

(五) 青光眼定期随访的重要性

青光眼是终身疾病,无论是药物治疗、手术治疗,还是两者兼而有之,皆需终身坚持定期复查。降眼压药物长期应用的眼压漂移现象、青光眼术后一定比例的失败率和并发症以及其他引起视神经供血不足的疾病因素,均可能使青光眼继续不可逆地进展。所以定期随访眼压、视野、视神经病理性凹陷(C/D 值)及视神经纤维层厚度等指标,有利于及早发现眼压或视神经损害失控,及时采取措施、调整治疗方案,更好地保护残存视功能。

(六) 关于眼压

正常值 中国人眼压的统计学正常值为 10~21mmHg,但对于不同个体来说并不是绝对的。高眼压症者,眼压高于 22mmHg,也属于正常,不会有青光眼性损害出现;正常眼压性青光眼患者,即使眼压从来未高于正常值上限,视网膜神经节细胞对眼压的耐受阈值较低,依然会有青光眼性损害。所以,眼压不是诊断或监测青光眼的唯一标准。

波动值 眼压如同血压一样是波动的,单次测量眼压正常并不能代表整体眼压情况。24 小时眼压波动范围正常不大于 4mmHg,如果高于 8mmHg 则为病理性眼压波动。24 小时昼夜眼压波动测量对可疑青光眼的诊断、确诊青光眼的眼压监测和用药方案的制订等具有重要意义。24 小时内多次测量眼压,一般选择时间点为 8AM、10AM、12AM、2PM、4PM、6PM、8PM、10PM、6AM,时间眼压值描绘出波动曲线。当然,有条件尽量增加测量频度,结果参考价值更大。一般情况下,大多数人眼压白天高于夜间,冬季高于夏季,卧位高于立位,但是个体之间也存在着差异。

目标值 青光眼患者要重视目标眼压值的设定,并不是眼压值低于21mmHg 即可。一般来说,青光眼病情稳定或进展缓慢、视网膜神经节细胞丢失较少(C/D 值小于 0.4)、视野仅为早期改变,治疗的目标眼压值可设定在 16~18mmHg;如果青光眼已进入中晚期,视网膜神经节细胞大部丢失（C/D 值大于 0.7）、视野严重缺损，病程进展越快，目标眼压越低越好，在12mmHg 左右比较理想。当然，目标眼压值要根据眼底和视野监测结果进行个体化调整。

此外，角膜也是影响眼压测量值的重要因素。角膜偏厚者、角膜瘢痕等易致眼压测量值偏高；角膜偏薄，包括做过角膜近视手术者，眼压测量值易偏低。这些均影响真正眼压值的判断，造成青光眼误诊或漏诊。

眼压是目前青光眼治疗中唯一被证实并能够有效控制的危险因素。眼压控制以后，视神经损害发展进程减缓。所以，能否有效控制眼压是评价药物或手术治疗的重要标准。

附：暗室俯卧试验

对于浅前房、可疑临床前期的闭角型青光眼患者，为了帮助确定其青光眼诊断，或是已行抗青光眼手术患者为证实其疗效，可行暗室俯卧试验。

但是全身情况较差的老年人，应避免这项检查。检查前应停用缩瞳剂至少 3 天。

试验大致流程为：受试者于明亮环境停留半小时，测眼压；进入暗室，头部保持俯卧位 1 小时，测眼压。如果眼压较前升高 8mmHg 以上，或绝对值高于 30mmHg，可判断阳性。

（七）青光眼药物使用的注意事项

目前，青光眼的治疗普遍主张采用保守的药物治疗。青光眼药物的使用一定要遵循医嘱。不建议青光眼病人自己选药，也不建议病人之间相互介绍用药经验，最好在医生指导下选择良好的降眼压方案。如果药物可以良好控制住眼压，原则上不建议频繁地换药。现将青光眼常用药物在使用过程中的注意事项介绍如下：

1. 拟胆碱药物（缩瞳剂）　毛果芸香碱（匹罗卡品）眼液通过缩小瞳孔、拉平虹膜达到开放前房角的目的，常用于闭角型青光眼，尤其闭角型青光眼急性发作时需马上使用；还有增加小梁网房水排出的功效，所以开角型青光眼也可用。有些病人用药后可能会产生头痛、调节痉挛、短暂近视、诱发恶性青光眼发作、角膜变性及结膜炎等不良反应，目前观点不建议长期使用。

还有一些情况慎用或禁用,如新生血管性青光眼、恶性青光眼、葡萄膜炎等禁止缩瞳、以防加重病情,房角已全粘连关闭者点缩瞳剂无治疗效果。

2. β-肾上腺素受体阻滞剂 噻吗洛尔眼液连同倍他洛尔、美替洛尔、左布诺洛尔和卡替洛尔等滴眼液,均为β受体阻滞剂,通过减少房水生成来降低眼压,适用于所有类型青光眼的治疗。其局部副作用小、价格低、易获得。但是具有心血管系统和呼吸系统不良反应,对于严重心力衰竭、窦性心动过缓、二度或三度房室传导阻滞、支气管哮喘、严重阻塞性呼吸道疾病者,应避免使用。长期使用药效会逐渐减弱。

3. α-肾上腺素受体激动剂 如酒石酸溴莫尼定、盐酸阿可乐定等,通过减少房水生成、促进房水排出而降低眼压,效果同β受体阻滞剂相当。但是对心率、血压和支气管等无β受体阻滞剂那么明显的全身影响。其药物副作用有眼口鼻干燥、乏力、嗜睡、结膜过敏反应等。

4. 碳酸酐酶抑制剂 抑制房水生成,降低眼压。口服药物有醋甲唑胺、醋氮酰胺(乙酰唑胺),为应急控制眼压的短期用药。这类药物易诱发面部及四肢末端皮肤麻木、乏力困倦、胃肠功能不良、低钾血症、肾结石等全身反应,有肾功能不全、肝硬化、酸中毒、尿路结石、肾绞痛、心力衰竭、电解质紊乱及磺胺过敏者禁用。口服用药时应合并应用小苏打片,较长期使用需补钾。同类药物还有局部滴眼液,如布林左胺、多尔佐胺等,可长期使用,适用于所有类型青光眼。

5. 高渗脱水剂 甘露醇以及甘油果糖均为应急脱水、降眼压药物,长期大量使用易引起电解质紊乱,有心功能不全、高血压、肾功能不全及体质虚弱者应慎用。

6. 前列腺素衍生物 是目前最有效的眼部降眼压药物,通过促进房水引流降低眼压,每天只需要睡前使用一次,常用的有拉坦前列素、曲伏前列素和贝美前列素。但此类药物结膜充血及眼部刺激症状较重,长期使用可有睫毛变长、眼周皮肤黑色素沉积,其还与炎症反应有关,易发生黄斑囊样水肿,故有眼部炎症反应、无晶状体眼、后囊破裂的人工晶状体眼的青光眼患者禁用。

单一药物能够控制眼压至目标值是最理想的。当一种药物不能满意控制眼压时,可考虑换用不同作用机制的药物或联合用药。药物治疗青光眼是首选。当药物无法有效控制眼压或患者不愿意用药或不能耐受药物副作用时,可以考虑手术治疗。

青光眼是终身疾病,需要长期坚持点降眼压眼药并定期复查眼压。当使用药物药效减弱,需咨询医生调整用药种类、数量及方案。即使抗青光眼手术后眼压正常,术后仍需遵医嘱定期复查,如果出现眼压升高或并发症,要及时处理,必要时术后也需长期应用降眼压药物。

提示

有些急性闭角型青光眼患者发病时可有较重的全身症状,患者误以为急性胃肠炎、神经性头痛等原因而延误治疗。还有一些患者眼压已经很高,但对疼痛不太敏感、耐受性较强,可能没有任何症状或仅有眼部及眶区轻度不适感,甚至表现为牙痛以及眶区周围痛。老年患者有类似状况需要警惕青光眼的可能性,注意到眼科排查。

青光眼患者可以进行适度的体育锻炼,可以达到改善眼底视神经供血、心情舒畅的目的。但是应避免剧烈运动和干重体力活,不可做长时间低头、弯腰或蹲下的运动,从而造成视神经供血不足、眼压升高、眼内出血等并发症。

预防贴士

具有青光眼发病的高危因素,尤其是家族史阳性的人群,如果眼部有眼胀痛伴或不伴眉眶痛、虹视(视物有彩晕)、暗环境或傍晚夜间昏暗光线下眼易胀痛、无明确原因的视疲劳等不适症状均应及早进行眼科全面检查,或常规行定期眼科复查,排查青光眼。闭角型青光眼除了有浅前房、窄房角的眼部解剖特征,其发生往往有内在或外在的促发因素,最多见的是情绪波动、过度疲劳、近距离用眼过度、暗室环境、暴饮暴食、气候突变等。所以生活作息规律,减少黑暗环境长期滞留、戴墨镜过久和看电视、电脑的时间,忌烟酒、浓茶、单次大量饮水,保证充足的睡眠、适当的户外活动、良好的心理和精神状态等具有重要意义。慢性闭角型青光眼和开角型青光眼发病隐匿、进展缓慢,主观症状往往容易被忽略,高危人群应重视眼科体检。另外,解痉药如山莨菪碱(654-2)、阿托品等因散大瞳孔,可引起闭角型青光眼患者急性大发作或加剧病情,所以闭角型青光眼患者在接受其他疾病治疗时,应提前告知临床医生青光眼的病史。

三　老年性黄斑变性须知

老年性黄斑变性,又称年龄相关性黄斑变性(AMD),是老年人黄斑发生的退行性及异常病变。AMD 多发生于 50 岁以上人群,75 岁以上患病率达 40% 以上,是目前发达国家老年人致盲最主要的原因。该病确切病因尚不明确,与遗传因素、光损伤、营养、免疫、代谢、中毒、心血管疾病、吸烟和饮酒等有关。因为黄斑是视网膜中精细视觉、中心视力和色觉最重要的部位,所以黄斑发生病变直接导致视力急剧下降、中心视野暗点、视物变形或变色,对老年人视功能有巨大杀伤力。

(一) 老年性黄斑变性的临床类型及特点

老年性黄斑变性根据临床表现和病理改变的不同分为两型:①萎缩型,也称为干性或非渗出性老年性黄斑变性;②渗出型,或称湿性老年性黄斑变性。两型病变的病程、眼底表现、预后和治疗各异,但萎缩型可以进展为渗出型。

早期一般起病缓慢,双眼中心视力不知不觉发生不可逆性减退,患者常主诉阅读及看细节困难，或逐渐出现致密的中心暗点，有时还有视物变形或视物变小（图 3-8，图 3-9）。

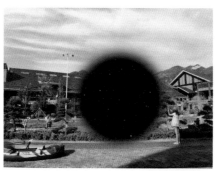

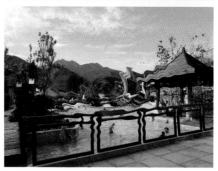

图 3-8　黄斑病变患者中心视物暗点及变形

阿姆斯勒（Amsler）方格

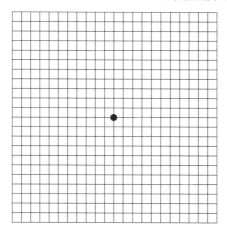

正常人看到的　　　　　　　湿性 AMD 患者看到的

图 3-9　黄斑病变 Amsler 表检查

萎缩型病程渐进性发展、视力大多轻度下降,眼底黄斑部色素紊乱,可见散在黄白色玻璃膜疣,或后极部视网膜脉络膜萎缩病灶,当黄斑区大片玻璃膜疣融合,视力也可下降明显(图 3-10)。

渗出型以黄斑区异常脉络膜新生血管为特征,当新生血管出血,即会出现突然视力严重下降和中心视野暗点,眼底后极部视网膜下出血、渗出。如果大量浅层出血进入玻璃体,可致玻璃体积血。晚期,出血及渗出被吸收后形成纤维瘢痕。部分患者瘢痕形成后疾病静止,但部分患者仍可复发新生血管和出血(图 3-11)。

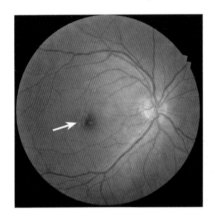 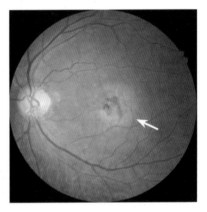

图 3-10 干性老年黄斑变性眼底照相　　图 3-11 湿性老年黄斑变性眼底照相

老年性黄斑变性一般双眼发病,病程相近,但渗出型双眼出现症状可有较长时间间隔。亦有一眼渗出型,另一眼萎缩型。

(二) 老年性黄斑变性的几项重要检查

除了常规的视力和眼底检查,黄斑光学断层扫描(OCT)可以提供黄斑部视网膜纵切面的病变细节,是病程变化监测重要的辅助方法(图 3-12)。眼底荧光素血管造影(FFA)和吲哚青绿脉络膜血管造影

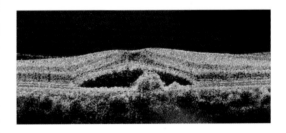

图 3-12 湿性老年黄斑变性 OCT 检查图

（ICGA）有利于显示脉络膜新生血管的位置、形态和渗出范围，是鉴别早期病变类型和监测活动性渗出型病变的有效手段，也为其治疗提供必要依据。老年人如全身条件允许，应积极配合医生进行相关检查。

（三）老年性黄斑变性的治疗进展

萎缩型老年性黄斑变性无有意义的治疗，可以补充一些营养黄斑和改善微循环的药物。有调查表明长期服用含叶黄素、锌、维生素 C、维生素 E、不饱和脂肪酸等抗氧化剂，可以阻止 25% 的中期老年性黄斑变性患者病情的进展。

渗出型老年性黄斑变性治疗主要是针对视网膜下的脉络膜新生血管，目前采用的治疗方法包括：

1. 激光光凝疗法　新生血管位于距黄斑中心凹 500μm 以外，可行激光封闭，防止继续发展。但不能防止复发，故激光术后仍需密切观察。

2. 光动力学疗法（PDT）　患者静脉注射光敏剂，光敏剂与新生血管内皮细胞特异结合，受一定波长光照射激活后，产生光氧化效应，杀伤内皮细胞，从而破坏新生血管。光动力学疗法对典型的脉络膜新生血管疗效显著，对视力较好而病变面积较大者疗效并不理想，要根据具体病情评估选择。而且目前光敏剂的市场价格较为昂贵，选择此治疗主要根据病情，兼顾经济承受能力。

* 需注意的是，光动力学疗法治疗后应避免阳光直射，防止发生光敏反应；卟啉症患者为禁忌人群；肝功能不全者慎用。有 1%~4% 的患者在治疗一周内可以发生严重的视力丧失。

3. 经瞳孔温热疗法（TTT）　利用红外或近红外激光的热疗效应，封闭脉络膜新生血管。

* 需要说明的是，激光光凝、光动力学疗法、经瞳孔温热疗法等目的均是封闭脉络膜新生血管，将其变为瘢痕，视野中仍存在暗点，本身不提高视力，只是通过防止新生血管出血和渗出来间接保护视功能。

4. 抗 -VEGF 药物玻璃体腔注射疗法　VEGF（血管内皮生长因子）是新生血管发生的一个关键成分，因此通过抗 -VEGF 能够抑制新生血管的作用来消除脉络膜新生血管，并减少其因渗漏引起的视网膜水肿，使视力好转。

但是该药物仅是对于新鲜病灶疗效好,对于已经纤维化的陈旧病灶不适用。而且药物有效作用时间在 1~3 个月,之后新生血管仍可能复发,需再次注射用药。该药对于高危心血管病患者需慎用,避免心血管不良反应,发生心肌梗死、脑卒中。另外玻璃体腔注射本身的风险也不能忽视,如眼内感染、眼内出血、视网膜脱离、脉络膜脱离、高眼压、葡萄膜炎、视网膜色素上皮撕裂等。价格高昂也是另一个需要考虑的因素。因此,首先医生要严格选择适应证,患者根据自身情况综合考虑采用治疗。

亦有应用 PDT+ 抗 -VEGF、皮质类固醇药物中两种或三种方法联合治疗,减少药物用量以防止并发症和增强疗效(图 3-13)。

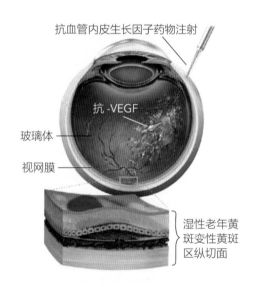

图 3-13　玻璃体腔注射药物治疗湿性老年黄斑变性

5. 其他治疗进展　玻璃体手术去除视网膜下新生血管、联合自体视网膜色素上皮移植,或者黄斑转位术,对手术技术和经验要求很高,且并发症较多,术后视功能改善的情况仍需大量样本验证。

放射性元素封闭脉络膜新生血管,但存在剂量蓄积效应,易导致干眼,临床应用受限制。

基质金属蛋白酶抑制剂和干扰素抑制脉络膜新生血管的作用,仍在动物实验研究阶段,基质金属蛋白酶基因治疗可能会成为未来老年性黄斑变性患者的一个治疗方向。

另外,中医眼科通过对老年性黄斑变性的中医分型,根据不同情况进行疏肝健脾、活血化瘀、渗水利湿、滋阴降火等相应调理,也可取得一定效果。

预防贴士

老年性黄斑变性具有一定的遗传倾向,家族史阳性的人应定期检查眼底。该病的发生可能与光的毒性蓄积作用有关,应避免光损伤,在强光下活动应配戴遮光眼镜,白内障手术可选择植入滤过型人工晶状体。一般来说,预防应从良好的生活方式和习惯着手,应积极防治高血压、高血脂、糖尿病等高危系统性疾病,提倡低脂、低胆固醇、低盐饮食,多食新鲜蔬菜、水果、鱼类、坚果等,禁止食用腌渍、发霉食品,适当运动,戒烟,戒酒,避免长时间看电视及电脑。可以适当补充富含叶黄素、微量元素、维生素的保健药物。

四　黄斑前膜一定要手术治疗吗?

黄斑区视网膜内表面形成的纤维细胞膜,称为黄斑前膜。老年人多为特发性,也可继发于眼部外伤、眼内炎症、视网膜血管性疾病、眼内手术、视网膜光凝或冷凝术后、玻璃体积血。患眼有不同程度的视力减退,并有视物变形等症状。眼底改变包括:黄斑可见玻璃纸样反光、视网膜细褶、水肿、膜形成、视网膜小血管迂曲。眼底荧光造影可见血管迂曲,荧光渗漏(图 3-14,图 3-15)。

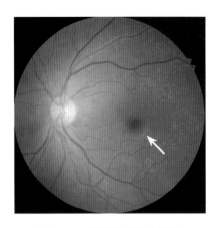

图 3-14 黄斑前膜眼底照相

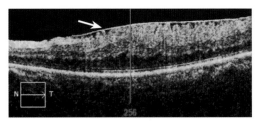

图 3-15 黄斑前膜 OCT 成像

黄斑前膜尚无有效的药物治疗,但并不一定需要手术治疗。大多数情况下,特发性黄斑前膜的形成及进展均十分缓慢。如果膜较薄,视力没有影响或仅轻度下降,且比较稳定,可以暂时观察。如果病变发展迅速,视力进行性下降,且明显视物变形,则可行玻璃体手术剥除黄斑前膜。如果黄斑前膜引起黄斑水肿时间较长,剥膜后视力改善有限。需要根据手术条件、眼部及全身整体情况评估手术风险。

黄斑前膜剥除手术要求操作水平较高,且易伴有并发症,如视网膜出血、视网膜裂孔(发生率 1%~9%)、术后视网膜脱离(发生率 1%~7%)等。另外复发率为 2.5%~7.3%,外伤或炎症引起的黄斑前膜术后复发率较高。

五　黄斑裂孔还有治愈机会吗?

黄斑中心神经上皮浅层或全层缺失,称为板层或全层黄斑裂孔(图 3-16,图 3-17)。较常见于老年女性,多为特发性,发病原因不明。也可继发于眼外伤、长期黄斑囊样变性破裂等。患者视力有不同程度的下降,视物变形,有中央注视暗点。特发性黄斑裂孔很少发生视网膜脱离。

黄斑裂孔并非完全没有治愈的可能。事实上,经过长期观察,孔径较小的裂孔有自发愈合的可能,但是比例较低。进行性发展的黄斑裂孔,可以接受玻璃体切除联合内界膜剥除术,促进胶质增生使黄斑裂孔胶质瘢痕愈合,

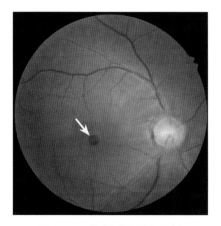

图 3-16　黄斑裂孔眼底照相

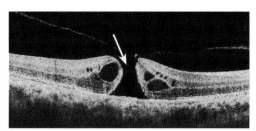

图 3-17　黄斑裂孔 OCT 成像

取得较好疗效。理论上,越早手术,效果越好。高度近视的黄斑裂孔应早行玻璃体手术。裂孔发生的时间长短、裂孔大小、深度及手术情况等影响裂孔闭合的概率和术后视力的提高程度。

六　黄斑水肿的治疗方法

黄斑水肿并非独立的眼病,常继发于视网膜静脉阻塞、糖尿病性视网膜病变、葡萄膜炎症及肿瘤、眼外伤、内眼手术后(如白内障、青光眼手术等)、某些药物(如肾上腺素、烟酸等)等,系黄斑区毛细血管受损、发生渗漏所致。眼底血管荧光造影和相干光断层成像(OCT)可以进行很好的诊断和监测(图 3-18)。

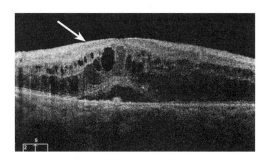

图 3-18　黄斑水肿 OCT 成像

黄斑水肿严重损害视力,还可形成中央暗影和视物变形,因此其治疗也得到广泛关注。首先需针对原发病进行病因治疗。对于黄斑水肿的治疗主要有以下几个方面:

1. 激光光凝。小能量激光格栅样或局灶光凝黄斑区,减轻组织水肿,有效率可达 60%~70%,是糖尿病视网膜病变和视网膜静脉阻塞等黄斑水肿的有效治疗方法。但对于视力高于 0.5 的患者,可暂不行激光治疗。

2. 长效皮质类固醇——曲安奈德。临床实践证明,该糖皮质激素对多种病因所致黄斑水肿均可得到较好的效果。常用的方法有球后注射和玻璃体腔内注射,后者效果更显著但风险亦增大。药效减弱有复发可能,还可引起高眼压、白内障等并发症,因此应用受到限制。也有人将曲安奈德和激光光凝联合应用,得到不错效果。

3. 抗 -VEGF 药物。近年有用抗 -VEGF 药物眼内注射,减轻水肿后再行激光光凝治疗,效果较好。目前临床应用越来越广泛。

4. 玻璃体手术。对于因玻璃体或膜性牵引所致黄斑水肿,可以行玻璃体切除术、解除牵引,术中根据情况可联合应用曲安奈德或激光光凝。

5. 口服药物辅助治疗。临床常用的促进水肿吸收的药物以及活血祛淤、利水渗湿等功效的中药。此外,还可应用一些改善微循环、营养神经、补充叶黄素等的药物。

6. 局部和(或)全身应用非甾体类抗炎药物。

七　视网膜静脉阻塞的防治常识

视网膜静脉阻塞是常见的视网膜血管疾病,仅次于糖尿病性视网膜病变,多见于中老年人。患眼视力易于受损,严重者可因并发症致盲。

(一)视网膜静脉阻塞的危险因素

高血压、高血脂、糖尿病、炎症、血浆或全血黏度增高、动脉硬化、心脑血管疾病及血流动力学异常等全身病变,或甲状腺眼病、眼眶肿瘤等眼眶疾病,可引起视网膜血管硬化、血栓形成或栓塞梗阻。此外,高眼压可影响视网膜静脉回流,血流缓慢而阻塞。也有研究观点认为:高同型半胱氨酸血症和抗磷脂综合征可能是视网膜静脉阻塞的病因。而口服避孕药、过度疲劳、激动、饮酒等是常见的诱发因素。

（二）视网膜静脉阻塞的临床类型及特点

根据血管阻塞部位的不同，分为中央静脉阻塞和分支静脉阻塞。而根据临床表现及眼底荧光造影的差别又可分为缺血型和非缺血型两类。缺血型的临床表现、并发症和预后均较非缺血型严重。

1. 视网膜中央静脉阻塞（CRVO）　非缺血型较多见，早期自觉症状轻，未累及黄斑时患者视力无下降或有轻度下降。视网膜主干静脉迂曲，其旁散在浅层线、片状出血。病程较长者可出现黄斑水肿，视力难以复原。约1/3 非缺血可发展为缺血型，故应需随诊观察。

缺血型较少见，但症状重。早期即可有视力明显下降，有时可降至手动或光感。视网膜大量火焰状或浓厚片状出血，可见因缺血形成的棉絮斑，视网膜及视盘水肿，部分甚至形成玻璃体积血（图 3-19）。

2. 视网膜分支静脉阻塞（BRVO）　BRVO 在静脉阻塞中发病率最高，多为患动脉硬化的老年人。阻塞部位尤以颞上支为多，如果黄斑分支受累，则影响视力严重。患者视力预后与毛细血管受累范围、位置及视网膜缺血程度有关（图 3-20）。

无论是 CRVO 还是 BRVO，如果严重视网膜缺血得不到及时治疗，均会导致视盘和（或）视网膜新生血管形成。后者易于反复出血，形成玻璃体积血、机化增殖而致视网膜前膜或牵拉性视网膜脱离，黄斑持续水肿和前膜

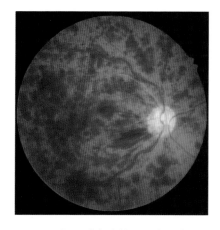 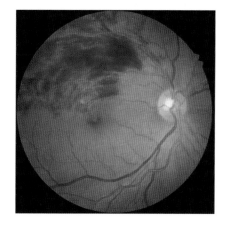

图 3-19　视网膜中央静脉阻塞眼底照相　　图 3-20　视网膜分支静脉阻塞眼底照相

形成。部分病例甚至加重导致前房角和虹膜新生血管,演变为难治的新生血管性青光眼。

(三) 关于视网膜静脉阻塞的治疗

本病治疗的关键是病因治疗,特别是老年人,当出现一眼视网膜静脉阻塞时,必须针对高血压、血黏度增高等全身病因进行治疗,以降低视网膜其他血管以及对侧眼患同样疾病的概率。

对于患眼,尚无具有疗效肯定的药物。如疑为血管炎而无禁忌证者,可予皮质类固醇治疗。目前临床采用的治疗如下:

1. 纤溶抗凝药物　对于高血黏度者,病变早期可用纤溶剂,以减轻或去除血栓。但有出血倾向者避免使用。不宜应用止血剂。此外,低分子右旋糖酐静注以减少血液黏度、改善微循环。

2. 激光光凝术　激光光凝视网膜毛细血管无灌注区,以减少新生血管,防止玻璃体积血、牵拉性视网膜脱离的形成,阻止继发新生血管性青光眼,保留视功能。伴有黄斑囊样水肿者,可行格栅光凝,以减少黄斑毛细血管的渗漏。

3. 玻璃体手术　玻璃体积血较多、半年仍不吸收或已发生牵拉性视网膜脱离者,应行玻璃体切除术,术中行激光光凝,防止复发出血。

4. 抗-VEGF 药物　对于继发视网膜或虹膜新生血管者,抗-VEGF 药物玻璃体腔注射,可在数天内消退大部分新生血管,也可暂时减轻视网膜水肿,为进一步开展激光或手术治疗创造良好条件。

5. 长效皮质类固醇曲安奈德　玻璃体腔或球后注射曲安奈德,可减轻视网膜水肿,利于展开激光光凝,提高视力。

6. 其他药物　临床上也常辅助应用葛根素、复方丹参、血栓通等注射或口服活血化瘀中药,卵磷脂络合碘、迈之灵等促进出血水肿吸收药物,以及神经营养药物。

7. 降眼压　如患眼眼压水平较高,可考虑给予降眼压药物治疗,增加眼内血管灌注压,缓解视网膜缺血缺氧状况。

预防贴士

　　积极预防和控制相关病因,如高血压、糖尿病、高血脂、高血黏度、血管炎、动脉硬化等全身疾病,治疗心脑血管疾病和青光眼,改善视网膜血管灌注和循环。有相关基础疾病者应改善生活方式,避免过度疲劳、精神过度紧张、情绪剧烈变化、大量饮酒等,并定期检查眼底,有视力和视野变化应及时就诊。

八　视网膜动脉阻塞的紧急救治

　　视网膜中央动脉来自眼动脉,在解剖学上属于终末动脉,主要供血区为视网膜内层。若其主干或分支发生阻塞,可引起供血区内视网膜急性缺血,视力急剧下降或丧失。老年人多见,且男性较多,多单眼发病。

(一)视网膜动脉阻塞的危险因素

　　老年人视网膜动脉阻塞大多数与动脉粥样硬化有关。缺血性心脏病、血管意外、男性吸烟者、高血压、术中或术后高眼压或眶内高压等均为常见危险因素。视网膜动脉阻塞的直接原因主要为血管栓塞、血管痉挛、血栓形成和外部压迫血管等。阻塞可以是各类栓子,如胆固醇栓子、血小板纤维蛋白栓子、脂肪栓子、钙化栓子、肿瘤栓子、气体栓子等。全身或局部炎症性血管病,如颞动脉炎、结节性动脉周围炎、葡萄膜炎等均可累及视网膜动脉,形成血栓。

(二)视网膜动脉阻塞的急症表现

　　视网膜中央动脉阻塞(CRAO)发病突然,一眼无痛性视力急剧下降至手动或无光感,瞳孔散大,直接对光反射迟钝或消失。其发病前可有一过性视力丧失并自行恢复的病史。眼底视盘及视网膜因缺血而灰白水肿,动脉明显变细。完全闭塞者视网膜血管呈白线状,视力预后差。

如果视网膜血管不完全阻塞，只是轻度狭窄，视力下降程度不严重。在老年患者，这种情况容易被忽视，只有在其遮盖健眼或经医生检查时才被发现，因此要提高警惕。

视网膜分支动脉阻塞(BRAO)者，沿该支血管分布区域的视网膜水肿。如果累及黄斑，特别是睫状支阻塞，中心视力受损严重。数周后，水肿可逐渐消退，视力恢复与动脉阻塞缺血情况相关(图 3-21)。

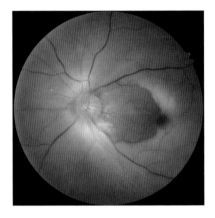

图 3-21　视网膜动脉阻塞眼底照相

(三) 关于视网膜动脉阻塞的救治

视网膜光感受器细胞对缺血极其敏感，理论上超过 90~120 分钟，其死亡即不可逆转。因此视网膜动脉阻塞需紧急救治，原则上越早越好。

1. 扩血管　立即予阿托品或山莨菪碱(654-2)眼球后注射，舌下含硝酸甘油或吸入亚硝酸异戊酯，静脉滴注血管扩张剂。

2. 降眼压　按摩眼球和突然放松压迫，改善灌注。发病数小时内就诊者可行前房穿刺，迅速降低眼压，可将栓子冲向血管远端。可口服乙酰唑胺(醋氮酰胺)降眼压药物。老年人因全身应用甘露醇易产生心力衰竭，故慎用。

3. 吸氧　吸入 95% 氧和 5% 二氧化碳混合气体，每次 10~15 分钟，每小时 1 次。可增加脉络膜毛细血管血液的氧含量，从而缓解视网膜缺氧状态。但不能吸入纯氧，因为纯氧可以使血管痉挛收缩，而二氧化碳可以扩张血管。

4. 溶栓　静脉滴注纤溶制剂或玻璃体腔内注射重组纤溶酶原激活剂等，但对于发病时间较长者无效。

5. 营养神经　各种神经支持药物如维生素 B_1、B_6、B_{12}、E 及三磷酸腺苷、辅酶 A 等。

6. 其他　还可口服阿司匹林、双嘧达莫(潘生丁)、活血化瘀中药等。

需要特别注意，视网膜中央动脉阻塞治疗宜早不宜迟，争分夺秒不为过。发病 1 小时以内阻塞得以缓解者，有可能恢复部分视力，发病时间长则无法逆转、预后很差。

预防贴士

老年人预防视网膜动脉阻塞,首先要防控全身心脑血管疾病,如高血压、粥样动脉硬化、血管炎、缺血性及房颤等心脏病,糖尿病、高血脂也要积极治疗。生活中避免紧张、情绪波动、吸烟等。眼球及眼眶手术中和术后应提高警惕,有无眼压和眶压增高;颅面部手术有无长时间压迫眼球等。一旦发现视网膜动脉阻塞,应及时抢救。

九   缺血性视神经病变须知

当供应视神经的血管发生急性缺血、循环障碍或者梗死,即会发生缺血性视神经病变。老年人因多患有高血压、糖尿病、动脉硬化、颈动脉狭窄、颞动脉炎、血黏稠度高、低血压、严重贫血等全身疾病,成为缺血性视神经病变的高发人群。各种情况导致的眼压升高、眼球和眼眶的局部炎症等也可影响视神经的血液供应,导致该病发生。

如果供应视神经前段的血管缺血,会发生前部缺血性视神经病变。发病特点是突发的无痛性视力减退(颞动脉炎者可有头痛、眼痛),多单眼先发病,一段时间后对侧眼也可发病。眼底视盘水肿,有典型的与生理盲点相连的视野缺损,通过荧光素眼底血管造影可协助诊断。

如果供应视神经眶内段、管内段和颅内段的血管缺血,则发生后部缺血性视神经病变。多单眼发病,发病前有暂时性视力模糊等前驱症状。眼底检查、甚至荧光素眼底血管造影可无任何异常表现,只是造影剂从手臂注射到眼的血管循环时间变长。但是一个月左右之后,视力发生永久性减退,眼底视盘色变白、血管变细。视野表现多样。

防治缺血性视神经病变,最重要的是尽快明确病因,排除压迫性或脱髓鞘型视神经病变,改善神经缺血的状况。心血管科、神经科、内分泌科、风湿免疫科、血液科等相关科室同步诊疗必不可少。全身以及眼球后局部应用糖皮质激素,迅速缓解视神经水肿和渗出;可给予降眼压药物,相对提高眼内血管的灌注压,尽可能减少视神经缺血缺氧;常规使用扩张血管药物、B族维生素、神经营养药物等。

✚ 老年人不可忽视的低灌注视网膜病变

随着我国人口老龄化社会的推进,以及高血压、动脉粥样硬化等心脑血管疾病的低龄化趋势,低灌注视网膜病已不再罕见。其主要病因包括高血压、糖尿病、动脉粥样硬化、缺血性心脏病、脑血管疾病、颈内动脉狭窄或阻塞、Moyamoya 病、多发性大动脉炎、颈动脉海绵窦瘘、海绵窦血栓、颈动脉手术、颈动脉夹层动脉瘤以及其他血液流变性和血流动力学改变、血管畸形及结缔组织病等,其中最常见的病因是颈内动脉狭窄或阻塞。多单眼发病,双侧约占 20%,平均发病年龄为 65 岁,男女比例 2∶1。

与急性缺血性视神经病变不同,低灌注视网膜病变临床表现隐蔽,2/3 视力下降缓慢。多有头晕、一过性黑蒙等症状,可有眼痛。由于视网膜血管慢性供血不足,眼底循环障碍发展依次经历阶段为:视网膜静脉淤滞、阻塞;周边小动脉阻塞,赤道部视网膜无灌注区(需散瞳查眼底);视网膜动脉阻塞向后极部延伸,出现新生血管;眼动脉供血不足,眼缺血综合征。

低灌注视网膜病变早期症状、体征不明显,易被忽视及误诊,因此要早发现、早治疗。数字减影血管造影(DSA)是血管病诊断的金标准。此外,彩色多普勒超声、磁共振血管造影、CT 血管造影等均为常用的检查手段。荧光素眼底血管造影进行视网膜血管病情的诊断和监测也十分必要。

首先要积极诊治原发病,才能从根本上解决慢性供血不足的问题。同时重视眼部的病变,及早改善视网膜供血情况,尽量挽回视力,防止其并发症的发生。

十一 老年人谨防眼缺血综合征

颈动脉阻塞或管腔狭窄大于90%导致的脑和眼供血不足,并产生一系列相关症状。老年男性多见,多单眼,也可双眼发病。

眼缺血综合征患者有颈动脉搏动减弱,手凉及运动时上肢肌肉痉挛等特点。眼部常反复发作短暂视力丧失。颈动脉狭窄程度较轻或病变早期,视力下降不明显,可以表现为一过性黑矇、低灌注视网膜病变。若颈动脉栓子脱落进入视网膜动脉或严重的颈动脉狭窄可以导致视网膜动脉阻塞。(分别见以上相关内容)晚期视力严重下降甚或失明。

眼缺血综合征不仅限于上述单纯的视网膜血管低灌注、阻塞以及视神经缺血,而是包括眼前后节的整个眼球的缺血。除了眼底缺血的表现,还常有头晕、眼痛和眼眶痛,可有球结膜水肿、血管扩张、角膜水肿、虹膜睫状体炎、新生血管性青光眼、虹膜萎缩坏死、白内障等特征。

系统性检查包括:脉搏,心脏及颈动脉听诊;血压、血脂、血糖;颈动脉超声多普勒检查;颈动脉造影;MRI等。眼部主要进行眼底荧光素血管造影(FFA),仔细检查有无虹膜红变或视盘视网膜的新生血管。

病因治疗仍是首位,血管外科手术治疗颈动脉阻塞,内科治疗相关系统病症。一旦有新生血管,即进行全视网膜激光光凝治疗或巩膜外冷凝术。新生血管性青光眼给予睫状体光凝或冷凝术。药物对症治疗眼部其他并发症。

提示

有的老年患者首诊时即已发生视神经萎缩和新生血管性青光眼,因缺乏系统性疾病检查,常被误诊为开角型青光眼晚期。颈动脉搏动触诊、双臂血压测量、颈动脉超声多普勒检查对于查找病因十分重要。否则,病因得不到治疗,只能导致患眼病程继续进展,甚至对侧眼相继受累。

还有一种并不十分罕见的无脉症,多由动脉粥样硬化、梅毒或大动脉炎引起锁骨下动脉或腋动脉阻塞、狭窄,同侧手臂触及不到脉搏或脉搏明显减弱,双臂血压测量值相差甚多。无脉症也可引起眼缺血综合征相似的眼部症状。因此,老年人定期进行全面查体十分必要。

十二 视神经萎缩还能治疗吗?

炎症、退变、缺血、压迫、外伤、中毒、脱髓鞘及遗传性疾病等多种原因均可导致视神经纤维变性、坏死、脱髓鞘,进而视神经传导功能丧失,表现为视盘苍白,称为视神经萎缩(图 3-22)。如视神经已明显萎缩,目前的医疗技术仍不可能使之痊愈。积极治疗的目的在于最大可能地保持其残余神经纤维的功能、防止进一步恶化。

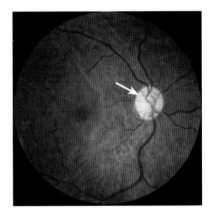

图 3-22 视神经萎缩眼底照相

首先针对病因进行治疗,常需要与神经科及内科密切配合。如血管外科手术治疗颈内动脉粥样硬化狭窄;神经外科手术切除颅内肿瘤;神经内科治疗引起球后视神经炎的多发性硬化病等。外伤性视神经损伤,进行视神经减压术或去除视神经管的骨折片;对青光眼患者及时采取措施降低眼压并保持在目标眼压值范围内。

其次,通过详尽的眼科检查评估视神经萎缩处于早、中、晚期,对于制订治疗方案很有意义。早期视神经尚有不同程度的炎症和水肿,应及时给予适当的糖皮质激素。中、晚期则应给予神经营养类或活血化瘀、扩张血管类药物。B 族维生素、ATP、辅酶 A、肌苷、烟酸、地巴唑、曲克芦丁、复方丹参、尼莫地平、胞磷胆碱、左旋多巴等均有一定效果。对于进展中的中、高危期积极采用中西医结合治疗,可挽救或提高部分视力。应用神经生长因子也有一定效果。还可尝试体外反搏及高压氧辅助治疗。在进行各种治疗的同时必须忌烟酒。增强体质、防止感冒等也很重要。

十三　玻璃体积血必须手术治疗吗?

玻璃体本身无血管,不会出血,其积血来自于眼内血管,特别是视网膜和脉络膜的血管。老年人常见的玻璃体积血,原因多为高血压、糖尿病、视网膜静脉阻塞、玻璃体后脱离、视网膜裂孔、视网膜血管炎症、缺血造成的眼内新生血管、眼外伤、眼肿瘤及全身性疾病等。

少量积血,患眼前红色烟雾飘动,或主诉"飞蚊症",对视力一般无影响,不需特殊处理,可等待其自行吸收。

出血量大时,可导致视力突然下降,视物发黑或红视,有时仅有光感,整个眼底无法窥见。可使用促进积血吸收的药物,行眼科 B 超检查。如果未合并视网膜脱离和纤维血管膜,可以观察 2~3 个月,如玻璃体积血仍不吸收时可行玻璃体切除术。如果玻璃体积血合并视网膜脱离或牵拉性视网膜脱离时,应及时行玻璃体切除术。

十四　老年人视网膜脱离常见的几种情况

视网膜神经上皮与色素上皮分离,称为视网膜脱离。老年人常见的几类视网膜脱离发生原因、临床表现、转归和治疗迥异,简要介绍如下:

1. 孔源性视网膜脱离　常见于中老年人,好发于近视眼尤其是高度近视眼,多为单眼,约 15% 的患者双眼先后发病,男性多于女性。此种视网膜脱离的发病与玻璃体变性及视网膜裂孔形成密切相关。在临床观察中,50岁以上的绝大多数人都有玻璃体后脱离,或有部分老年人周边视网膜干性裂孔,但只有少数眼发展为视网膜脱离。所以玻璃体后脱离未完全时,应避免剧烈运动,谨防玻璃体牵拉视网膜出现裂孔和脱离。此外,无晶状体眼以及有眼外伤史者也易患视网膜脱离。

患者发病初期眼前多有漂浮物、闪光感或幕样遮挡等症状,随着脱离范围扩大,视力不同程度减退,视物变形或有波浪感。

治疗原则是尽早实施视网膜复位术,封闭所有裂孔,消除或减轻玻璃体对视网膜的牵引。大多数可选择巩膜扣带和(或)巩膜外垫压术,这是最简便、少损伤、有效的手术方法。当扣带术无法复位时,选择玻璃体切除术(见图2-3,图2-5,图2-6)。

2. 牵拉性视网膜脱离　老年人常由于增殖期糖尿病视网膜病变以及因眼内手术、炎症、出血、外伤等形成的机化膜或条索,造成牵拉性视网膜脱离或裂孔。

治疗无有效药物,需行玻璃体切除联合视网膜复位术。

3. 渗出性视网膜脱离　脉络膜炎症是老年人渗出型视网膜脱离最常见的原因,其他病因如严重恶性高血压、眼外伤或内眼术后发生的脉络膜脱离、脉络膜肿瘤等,产生的渗出液或出血聚积于视网膜神经上皮下,从而引起脱离。

治疗主要针对原发病,如能控制病情,则渗出液可逐渐被吸收,脱离的视网膜随之自然复位。眼内肿瘤应根据瘤体性质、大小、位置等决定治疗方案。

十五　睑板腺功能异常问题多

睑板腺功能异常(MGD)是老年人十分常见的一组眼表疾病。一般为睑板腺腺体缺如、睑缘及腺体开口异常、睑板腺分泌物数量和质量改变等,其中腺管阻塞和分泌的脂质异常是最主要原因(图3-23)。

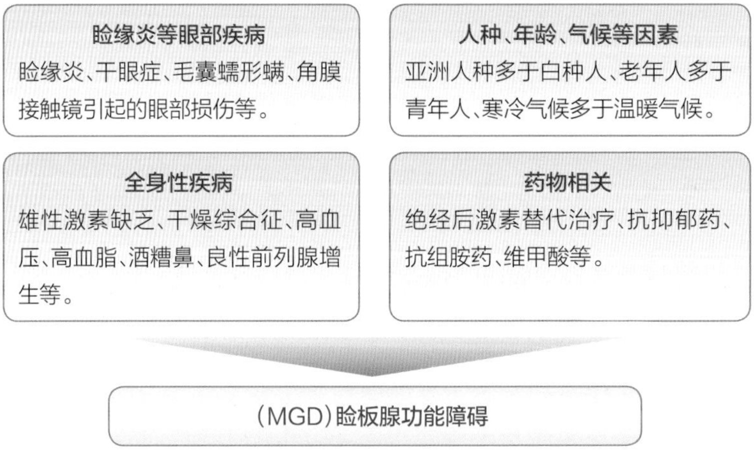

睑缘炎等眼部疾病
睑缘炎、干眼症、毛囊蠕形螨、角膜接触镜引起的眼部损伤等。

人种、年龄、气候等因素
亚洲人种多于白种人、老年人多于青年人、寒冷气候多于温暖气候。

全身性疾病
雄性激素缺乏、干燥综合征、高血压、高血脂、酒糟鼻、良性前列腺增生等。

药物相关
绝经后激素替代治疗、抗抑郁药、抗组胺药、维甲酸等。

(MGD)睑板腺功能障碍

图3-23　睑板腺功能障碍的致病原因及影响因素

临床表现为睑缘充血、不规则、增厚或钝圆，腺体开口周围毛细血管扩张，睑板腺开口凸出位移，数量减少，边界不清，腺口为白色或黄色固态分泌物堵塞，模糊不清。正常的睑板腺分泌物是透明的，在阻塞及低分泌的病人，按摩眼睑常没有分泌物出现；而分泌过盛者则可压出大量混浊、泡沫状、颗粒状或牙膏状的睑板腺分泌物。其他表现包括睑板腺囊肿（霰粒肿）、结膜结石、结膜充血、乳头增生、角膜点状着色，更严重的则出现角膜血管翳及角膜溃疡与睑外翻。常致使泪膜不稳定、蒸发性干眼等，约 60% 诉有眼部刺激症状的干眼症患者有不同程度的睑板腺功能异常（图 3-24）。

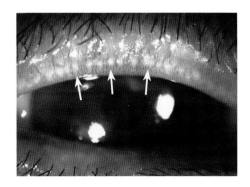

图 3-24　睑板腺功能异常

目前睑板腺功能障碍的治疗主要采用对症治疗，包括以下几个方面：

1. 局部清洁护理　可用温热生理盐水敷眼、清洗睑缘，简单而有效。也可用浸有碱性清洁剂的专用眼睑擦清洗睑缘，同时配合眼睑按摩。

2. 物理治疗　眼睑按摩和热敷安全、有效，可促进局部血液循环，改善刺激症状。眼睑按摩可促进睑板腺分泌物排出，使阻塞的睑板腺管畅通。热毛巾敷眼睑（一日 2~3 次），可融解睑板腺脂质，并有利于泪膜脂质层稳定性和均匀性。此外，也可用红外线加热器或广谱加热器热敷。

3. 药物治疗　睑板腺功能障碍患者常合并细菌感染，可局部应用红霉素、杆菌肽、三甲氧苄啶、多黏菌素等抗菌药物。仅局部用药常不能有效控制睑板腺功能障碍，这时全身应用四环素和四环素类药物如多西环素就十分必要。

对于性激素水平异常患者，雄激素可改善睑板腺结构、调节睑板腺功能、提高脂质层质量。但雄性激素治疗副作用较多，能否广泛用于治疗睑板腺功能障碍尚有争议。目前有尝试用糖皮质激素、0.05% 环孢霉素 A 滴眼液治疗炎性及难治性睑板腺功能障碍，取得不错效果。

乙酰半胱氨酸治疗是一种用于治疗慢性支气管炎和肺部疾患的黏液溶

解剂,可以口服治疗睑缘炎,改善泪膜脂质层的连续性,增加泪膜的表面张力,延长泪膜破裂时间。然而,面对长期用药的副作用、依从性及费用问题,部分轻中度睑板腺功能障碍患者无法坚持治疗。

4. 营养支持治疗 应用人工泪液或含脂质的眼表润滑剂,口服亚油酸和亚油酸必需脂肪酸可以使慢性睑板腺炎患者症状改善。

5. 泪小点栓塞 进行泪小点栓塞后的患者水样层增厚,促进脂质弥散,脂质层厚度接近正常人群,促进泪膜的稳定性。

6. 环境调节 改变环境,如减少视频终端的使用时间或将屏幕置于较低的位置,视线向下注视时眼表暴露面积较小,因此泪液的蒸发较少,泪膜崩解时间也相应延长,可缓解干眼症状(图 3-25)。

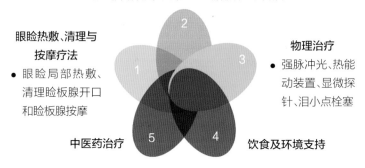

图 3-25 睑板腺功能异常治疗

✦ 👁 **提示**

引起睑板腺功能障碍的因素多种多样、错综复杂,不利于对症下药;即使治疗亦需要较长的时间才能奏效,且需要长期的护理随访,否则症状不容易控制缓解。此外,对于痤疮及脂溢性皮炎等皮肤病要进行相应处理。

十六　翼状胬肉在什么情况下需手术治疗？

翼状胬肉是老年人常见的外眼眼病之一，是结膜及结膜下组织的一种慢性炎症性病变。单眼或双眼发病，多位于鼻侧，因其形状酷似昆虫翅膀，故名翼状胬肉，中医称为"胬肉攀睛"。多在睑裂斑的基础上发展而成。一般认为与长期户外工作，受日光紫外线照射、风沙、烟尘等有关，同时工作过度劳累、睡眠不足和结膜的慢性炎症也可诱发本病。

患者大多没自觉症状，或仅有轻度不适，在胬肉伸展至黑眼珠（角膜）时，由于牵扯而产生散光；或因胬肉长入瞳孔区，直接遮挡造成视力障碍；胬肉非常肥厚者可不同程度地影响眼球运动（图3-26）。

胬肉小而薄，不充血，不影响视力，处于相对静止状态时，一般不需治疗。合并沙眼或慢性结膜炎者，应用抗生素或糖皮质激素眼液点眼。

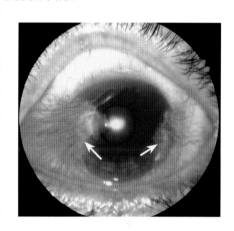

图3-26　翼状胬肉

何时需要手术治疗呢？当胬肉进行性发展或侵入瞳孔区，应手术切除，但有一定复发率。为防止术后复发，可联合球结膜瓣转位移植术、羊膜移植术、角膜缘干细胞移植术、自体结膜移植术、β射线照射、局部使用丝裂霉素等。术后可用糖皮质类固醇眼液点眼。

预防翼状胬肉的主要措施是尽可能避免烟尘、风沙及阳光刺激，注意用眼卫生。其中配戴防护镜是简便易行的方法。患沙眼或其他类型结膜炎、干眼应及时治疗。同时应注意睡眠充足、生活规律等，并注意全身情况的调整。

十七　睑裂斑需要治疗吗？

睑裂斑发生于睑裂部位，位于角膜缘两侧的球结膜上，呈水平性、三角形或椭圆形、暗黄色隆起的透明弹性组织（图3-27）。

本病多见于中年以上人群,其发生与长期受到烟尘、紫外线(日光、电焊等)或光化学性刺激有关。老年人几乎都有睑裂斑,是由于在上述因素作用下,老年人结膜基质变性和弹力纤维增生所致。

睑裂斑通常无症状,至多是美容问题。当球结膜充血时,因为睑裂斑本身无血管,所以往往被衬出而更为明显。因其不影响视力,一般无须治疗。若睑

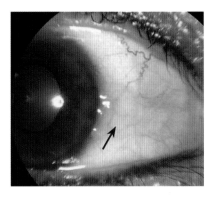

图 3-27　睑裂斑

裂斑周围炎性充血,可用较弱的皮质类固醇或非甾体抗炎药局部点眼缓解症状,防止其加重发展。

十八　眼进异物需要怎么做?

沙石、碎屑等异物被风吹入或溅入眼内,黏附在角结膜表面或位于结膜囊内,引起畏光、流泪、异物感等刺激症状。结膜异物常随泪水流出。

有部分老年人因角膜敏感度降低,异物引起的刺激症状不明显。角膜异物存留过久可出现角膜炎。老年人发生角膜炎后不易恢复,容易形成瘢痕而使视力下降。角膜异物较深时可达实质层或另一端突入前房,此时刺激症状常不明显,会有角膜局部水肿或浸润,靠近瞳孔区会影响视力。铁异物存留过久可有铁锈沉着,铜质异物可形成铜沉着症,异物周围可见棕色或金黄色颗粒堆积。植物性异物易引起难治的真菌感染或形成肉芽肿性肿块。角膜异物可引起角膜溃疡、混浊,以致视力下降。

如果小而尖锐的异物飞行速度足够快,可以穿透眼球壁及各组织进入眼内,成为眼内异物。极小的线状穿通口常自行封闭、不易被发现。异物穿通路径组织受到不同程度的损伤,如白内障、玻璃体混浊、视网膜脱离,甚至发生铁锈症或铜锈症、眼内炎等,导致眼球萎缩。

因此,眼进异物后,如果眼刺激症状没有缓解或出现其他眼部症状,均应及时请眼科专科医师诊治,避免因延误而继发严重病症。

很多老年患者就诊前因剧烈揉眼，而使异物严重划伤浅层角结膜，造成眼表更广泛的损害，症状不仅得不到缓解反而越发严重。因此，异物进眼后，不建议老年患者盲目揉搓眼部，应求助他人。如无法解决应及时到医院就医，请眼科医师给予眼表麻醉后显微镜下去除异物，并遵医嘱用药。

十九　化学物品不慎入眼怎么紧急处理？

化学物品的溶液、粉尘或气体接触眼部可导致化学性烧伤，其中以酸、碱烧伤最为常见。由于酸碱的浓度、剂量、作用方式、接触时间、接触面积等不同，其眼部表现及预后不同。

眼部受伤后即刻出现灼痛、异物感、畏光、流泪、眼睑痉挛及视物模糊等自觉症状。轻者可能仅有结膜充血、水肿、角膜上皮剥脱、基质水肿混浊等，重者角膜及角膜缘可完全被破坏。尤其是碱烧伤，碱性物质的组织穿透性强，可造成持续角膜溃疡或角膜穿孔，经久不治，预后极差。

当化学品入眼后，应该争分夺秒地进行现场急救，就地取材，用大量清水或其他洁净水源反复冲洗眼部。冲洗时应翻转眼睑、转动眼球、暴露结膜穹隆部，将结膜囊内的化学物质彻底冲出。冲洗时注意不要让水溅到未受伤的眼睛里。应该至少冲洗 30 分钟后，送至医院再行冲洗。眼部冲洗是处理酸、碱烧伤的最重要一步，及时彻底冲洗能将烧伤减到最小程度。然后及时前往医院向眼科医生求诊，根据具体情况进行治疗。

应使用抗生素眼药控制眼部感染，糖皮质激素眼药抑制眼部炎症和新生血管形成，如果合并眼内的虹膜睫状体炎还需相应药物治疗。严重的眼表化学或热烧伤，需要手术干预处理，甚至必要时行角膜移植术。

化学物品大量入眼，冲洗前对眼表易移除残留物进行安全清理很重要。清理要快速、避免损伤眼组织，尤其对于生石灰等与水反应剧烈或可释放大量热量的物质。老年患者常常会把滴鼻液、脚气水等包装相似的药剂误点入眼,所以日常药品的分类标记很重要,首要应尽量避免此类情况发生。

二十 眼部机械性创伤就医前有哪些注意事项?

机械性眼创伤最常见为钝性物体碰撞或击打眼部造成的损伤。钝力挤压眼球,造成眼内组织挫伤或震荡伤,甚至眼球破裂,如拳击伤,球类、砖石砸伤,跌倒、头部碰伤,也包括高压气流或液体的冲击等。其次为尖锐物体直接刺伤或切割眼球,或高速飞溅物体穿透眼球壁,异物可滞留眼内,易并发眼内炎。

眼部遭受机械性创伤后,在就医之前的自救过程中,患者及家属应该注意的问题或把握的原则主要有:

1. 如眼创伤合并全身多发伤,应首先抢救生命、稳定生命体征,待排查明确全身重要脏器病情后,请眼科医师诊治。

2. 外伤后眼部"热泪"涌出,有可能存在眼球开放伤。在未明确有无眼球壁裂伤前,勿对眼球施加压力,也不要自行拔除穿入眼球的异物,更不能用流水冲洗,防止眼内容物脱出。

3. 就诊时要向眼科医生提供详细的病史信息,包括致伤方式、致伤物、致伤环境,包括有无高度近视、配戴眼镜镜片有无破损等,对于医生判断眼部伤情有十分重要的意义。

4. 如果明确眼球破裂,不可自行涂抗生素眼膏,应马上到眼科进行眼球伤口清创、显微缝合修复。伤后 24 小时内成功的一期缝合,是顺利进行二期手术及获得较好预后的关键。

5. 眼睑皮肤及眼球裂伤,受伤后 24 小时内接受破伤风抗毒素 1500U 肌肉注射。

6. 眼内、眶内出血较多,应用止血药物,避免活动。眼内出血应采取头高位卧床休息,并监测眼压。

7. 角膜上皮损伤,疼痛及刺激感很强,但应尽力避免揉眼、用力挤眼等动作,否则不利于角膜上皮修复。

8. 风沙等致眼表异物时,可求助他人翻开眼睑予以去除,或请眼科医生帮助,但尽量不要揉眼,揉眼可使异物反复划伤眼表,加重眼表损伤和症状。

9. 眼内损伤严重,需行玻璃体手术者应最好于伤后 7~14 天期间内接受手术,否则延误最佳治疗窗口,不利于手术开展和预后。但伴有视网膜脱离和眼内炎患者,手术应及早进行。

10. 对于老年患者,应注意积极治疗全身疾病,改善全身状况。如老年患者常因慢性咳嗽使眼压升高、伤口裂开,糖尿病、低蛋白血症、免疫功能低下等易诱发感染,均应给予适当治疗,以便促进伤口的愈合,使眼外伤及早痊愈。

提示

遭受眼外伤后,应遵循以上原则、避免加重伤情,并尽快前往医院就诊。切莫因早期症状不重即拖延就医,贻误最佳治疗时间、造成不良预后。

二十一　生活中需谨防哪些眼部辐射伤?

生活中的电磁波或放射性离子可对眼睛造成辐射性损伤。

1. **紫外线**照射数小时后,角膜上皮可损伤甚或剥脱,眼部有强烈的异物感、刺痛、畏光、流泪、眼睑痉挛。雪盲症即为雪地反射大量阳光紫外线对眼睛造成的伤害。可戴防紫外线太阳镜避免。伤后闭目休息,避免揉搓,可用眼表润滑和修复眼药,1~2 天后可明显缓解。若角膜上皮剥脱范围较大,单纯点眼药无法愈合,可佩戴角膜绷带镜帮助修复。同时点用抗菌眼药防止感染。

2. **可见光**,如观看日食或强光源长时间照射,可造成眼底黄斑轻重不同程度的损伤。伤后视物可有中心暗点、变形或中心视力丧失。避免此类情况,应佩戴专业的减光镜片。

3. **红外线**可导致白内障形成或虹膜萎缩,多发生在高温工作环境下。日常阳光中的红外线不会造成明显的眼部损伤。

4. **微波**穿透性强,高频微波可引起白内障、视网膜出血等情况。购买合格的微波炉产品,使用时保持安全距离,避免频次过高、时间过长暴露于强微波环境。

5. **离子辐射**多见于肿瘤患者的放射治疗,可引起角膜炎、葡萄膜炎、白内障以及视网膜和视神经病变。一旦发生离子辐射眼伤,请眼科医师给予相应对症治疗。

二十二 面瘫病人有哪些眼部注意事项?

面神经麻痹可致面瘫,并发生同侧眼轮匝肌收缩功能障碍,是眼睑闭合不全的最常见原因。因为自然闭眼时眼睑不能闭合或闭合不全,球结膜或角膜暴露,从而导致结膜充血、干燥、过度角化,角膜上皮干燥脱落,发生暴露性角结膜炎,重者可致角膜溃疡。患者有眼刺激症状、异物感及烧灼感、溢泪以及视力下降。

首先应针对病因治疗,面瘫患者都能做到。但很多患者对长期的眼睑闭合不全没有足够重视,未加任何治疗,结果导致角结膜严重的并发症,在老年患者更难恢复。这里特别提醒面瘫的老年患者,如果病因一时无法去除,应积极采取有效措施保护角膜。及时到眼科就诊,遵医嘱用人工泪液频繁点眼;睡眠时予以抗生素眼膏或含透明质酸钠的眼用凝胶涂眼,封闭隔离睑裂暴露区域,避免眼表长时间裸露于空气中;必要时建立透明密合眼罩的湿房,如佩戴湿房镜,避免角膜干燥和溃疡的发生。

提示

老年人常会发生下睑外翻,睑缘离开眼球表面、向外翻转,严重者也可发生睑裂闭合不全,眼表保护措施如上所述。但是下睑外翻造成的睑裂闭合不全可以通过手术矫正。

二十三 颜面部疱疹相关眼病防治?

颜面部皮肤疱疹可引起病毒性睑皮炎,单纯疱疹病毒和水痘 - 带状疱疹病毒感染是两种最常见的致病因素。病毒潜伏于体内,上呼吸道感染、紧张、劳累或应用免疫抑制剂后,病毒趋于活跃引发感染。由于病毒常累及三叉神经,而且破溃的水疱渗出液里含有病毒,所以疱疹常累及眼睑皮肤,进而侵犯眼球组织。

为了缓解病情,并防止其进一步累及角结膜。患者首先要注意休息、多饮水,全身症状明显、高热者须予以退热降温。带状疱疹者会有剧烈神经痛,需避光、给予止痛药和镇静剂。单纯疱疹病毒感染初期,局部皮肤涂 1% 煌绿酒精后,涂抗生素眼膏,加速干燥结痂;结膜囊内滴抗病毒滴眼剂,以防止角膜受累。带状疱疹性睑皮炎局部治疗以消炎、干燥、收敛、防止继发感染为原则;阿昔洛韦或更昔洛韦眼液点眼;有继发感染时加用抗生素眼液或眼膏点眼;并发角膜炎、虹膜睫状体炎时,按具体治疗原则处置。

总之,颜面部皮肤疱疹患者应及时接受皮肤科专科诊治,必要时全身使用抗病毒药物。如果累及眼睑皮肤,应及早请眼科医师会诊,防止病毒性角结膜炎等眼球疾患。

二十四 老年人慢性泪囊炎的防治要点

慢性泪囊炎是老年人较常见的眼病,俗称"眼漏",鼻泪管下端阻塞、泪囊中有分泌物滞留为发病基础。中老年女性多见。

主要症状为患眼溢泪及黏液或脓性分泌物。长期溢泪使鼻根部皮肤潮红、糜烂,出现慢性湿疹。按压鼻根部泪囊区有黏性分泌物自泪小点溢出。泪囊中的脓性分泌物是眼睛最大的"细菌库",对眼球构成潜在威胁,不仅可以引起角结膜炎、角膜溃疡,甚至导致内眼手术者眼内炎。因此,内眼手术前必须常规冲洗泪道,治疗慢性泪囊炎,严防感染发生。

一般来讲,慢性泪囊炎的治疗分 4 个步骤进行:

1. 局部点药 疾病初起时可以滴用各种抗生素眼液,每日 4~6 次,点药前需充分挤压泪囊,排出脓液,以发挥药效。晚上临睡前结膜囊涂红霉素等眼膏。口服维生素 B_2。有条件时可进行细菌培养和药物敏感试验,选择合适抗生素。

2. 泪道冲洗　为了彻底清除脓液，发挥抗生素的疗效，可每周用生理盐水冲洗泪囊一次，亦可在冲洗液中加入庆大霉素和地塞米松等药物。

3. 泪道探通　以上两种方法无效时，或经过治疗脓性分泌物暂时消失、但阻塞仍未消除者，可试行泪道探通术。但要防止探通时因用力过猛形成假道及细菌感染。

4. 手术治疗　一般保守治疗3个月无效时应尽早行泪囊鼻腔吻合术，或鼻内窥镜下 YAG 激光鼻泪管再通术。对泪囊破坏严重、囊腔缩小的小泪囊或年龄较大以及急需内眼手术者，可考虑行泪囊摘除，以消除脓液对眼睛的威胁，但术后溢泪症状仍存在。

目前有些单位开展了泪道内镜手术，在直视下行泪道激光或环钻并配合泪道插管，效果较好。

预防贴士

1. 保持眼部清洁卫生，不用脏手揉眼或脏手帕擦眼睛。

2. 及时彻底治疗沙眼、睑缘炎等外眼部炎症，不给细菌以可乘之机。

3. 有迎风流泪的病人，应尽早到医院检查，进行治疗。

4. 有鼻中隔偏曲、下鼻甲骨肥大或慢性鼻炎者应尽早治疗。

二十五　老年人急性泪囊炎的防治要点

老年人身体抵抗力下降，毒力较强的致病菌感染可引起急性泪囊炎，多为慢性泪囊炎的急性发作，也可无溢泪史而突然发生。

患者起病急，患眼充血、流泪，可有脓性分泌物。鼻根部泪囊区皮肤红肿，常波及眼睑及颜面部，伴有颌下和(或)耳前淋巴结肿大。数日后皮肤脓肿形成，破溃排脓，如瘘管形成则经久不愈。机体免疫力低下或感染未控制者,可演变为眶蜂窝织炎,甚至脓毒血症导致死亡。感染也可逆泪道而上,导致角结膜炎症和溃疡。

老年人急性泪囊炎防治要点包括:

1. 饮食起居合理,适当锻炼身体,增强体质、提高机体免疫力,调整情绪,这是预防前提。

2. 慢性泪囊炎、结膜炎及其他眼部、眼周感染患者,要及早进行治疗、控制病情,防止泪囊炎的急性发作。

3. 急性泪囊炎一旦确诊,治疗要及时,早期局部热敷,超短波治疗,滴抗生素眼液,全身应用抗生素或磺胺类药物。

4. 脓肿出现波动感应于医院行患处切开、置引流管,脓性分泌物进行培养、进行药敏实验,并涂抹广谱抗生素药膏,定期换药。

5. 一旦急性泪囊炎缓解,大多数患者应行鼻腔泪囊吻合术。

6. 特别注意,炎症期忌行泪道冲洗或泪道探通,以免导致感染扩散。

二十六　常见泪道疾患怎么治疗?

泪道疾病是老年人常见的问诊原因,易引起溢泪等症状。泪道阻塞时,在刮风或寒冷气候中溢泪症状加重,给老年人生活带来诸多困扰。以下简述几类常见泪道疾病的相关治疗:

1. 泪点位置异常,应矫正相关解剖异常,如睑外翻矫正术、泪点后结膜及结膜下组织切除术、泪点下结膜电烙术。

2. 眼轮匝肌松弛者可行水平的眼睑或外眦韧带缩短术。

3. 泪小点膜闭者可用探针或泪点扩张器直接刺穿,然后行泪道冲洗。

4. 泪点狭窄通过扩张或硅胶管植入进行治疗。

5. 泪小点缺如时可以在泪管相应部位行睑缘切开,同时行泪囊逆行硅胶插管;若泪点和泪管完全缺如,则行结膜 - 泪囊 - 鼻腔吻合术。

6. 泪管阻塞可通过留置泪道硅胶管治疗,泪道激光也有不错的效果。

7. 泪囊及鼻泪管阻塞,治疗可采用重复探通并逐步增大探针型号,以扩大鼻泪管,但此疗法效果不确切。目前最理想的治疗方法是泪囊鼻腔吻合术或内镜下泪道手术。

8. 泪囊肿瘤早期症状同慢性泪囊炎,但抗感染效果差,可有血性分泌物,泪囊碘油造影可协助诊断。手术切除肿物,除小囊肿外,应将泪囊一起摘除。恶性肿物彻底切除后辅以放射和(或)化学治疗。

9. 泪小管炎,早期抗生素眼液点眼,用抗生素溶液进行泪道冲洗,必要时切开泪小管排脓。

10. 泪囊炎的治疗详见前述。

二十七 眼睑肿物什么情况需及时就医?

眼睑良性肿瘤较多见,可以起源于表皮、真皮、皮脂腺、汗腺及相关色素细胞,如眼睑色素痣、黄色瘤、乳头状瘤、角化棘皮瘤等。随着年龄增长,其发病呈上升趋势。这些境界清楚的良性瘤除美容需求外一般不需治疗,但如果有恶化趋势,如眼睑病变外观改变,包括大小增加、形状不规则或不对称、出血、溃烂、色素明显增加等,应立即就医,予以完整、彻底的切除,通过组织病理活检加以排除。

眼睑恶性肿瘤中最常见的是基底细胞癌,此外还有鳞状细胞癌、睑板腺癌和恶性黑色素瘤等。许多恶性肿瘤和良性肿瘤外观相似,单从临床表象很难区分,高度可疑病例需通过组织病理活检证实。

二十八 睑内翻和倒睫治疗的必要性和方式

睑内翻是指睑缘向眼球方向内卷,使睫毛倒向眼球而刺激角膜的反常状态。老年人内、外眦韧带及睑皮肤松弛,失去对眼轮匝肌收缩的牵制作用,或沙眼等眼部慢性炎症形成瘢痕性收缩,从而导致睑内翻。除了睑内翻,沙眼、睑缘炎、睑腺炎、睑烧伤、睑外伤等,也可因瘢痕牵引睫毛倒向角膜或乱生。

睫毛触及眼球表面,患眼有疼痛流泪、畏光、异物感、摩擦感。持续摩擦可致相应部位结膜充血、血管新生,角膜上皮脱落,继发感染可致角膜溃疡,严重者影响视力。这些都给老年患者生活带来诸多不便和痛苦,因此需要及早治疗。

对于不伴有睑内翻、且数量较少的单纯倒睫,可以拔除、电解或冷冻。机械性拔除是暂时的,2~3 周内会再生。电解法和冷冻法可以破坏毛囊,阻止睫毛再生。

倒睫数量较多或睑内翻主要依靠手术治疗。手术通过解除瘢痕牵拉、切除多余松弛的睑缘皮肤以增强其紧张性、剪除部分眼轮匝肌纤维以减弱其作用、直接去除睫毛毛囊等方式来解决内翻、倒睫的问题。

第四部分

老年人全身疾病相关眼病

一　糖尿病眼部病变

糖尿病是以糖代谢异常为主的全身代谢紊乱性疾病。患者因慢性高血糖,导致血管功能的破坏,血管通透性增加,继发水肿;血糖升高也会降低血管紧张度,导致血压升高;血管基底膜增厚,导致阻塞和缺血改变;缺血诱发新生血管生成,非常容易出血。由此,引起全身各组织器官微血管及神经病变,包括眼部各组织均可发生相应病症、导致视功能破坏。

老年性糖尿病患者大多属于非胰岛素依赖型,发病相对缓慢,症状多不典型,常由于不能确定糖尿病发病日期,甚至在并发症已经发生后才被发现。临床中很多糖尿病患者就是由于眼部并发症被眼科医师首诊发现。糖尿病引起眼部众多病变,以下予以分类概述。

(一) 视力

糖尿病患者视力改变很不一致,相差悬殊。除程度不等的视力减退以外,还可出现暂时性急剧的屈光改变。如果发生虹膜睫状体炎、玻璃体积血或糖尿病性视网膜、视神经病变,视力可以显著减退。

糖尿病患者常自觉两眼在短期内发生显著的屈光改变,这与血糖浓度变化有一定关系。一般糖尿病在急性初发期或复发期,血糖浓度增高,引起房水渗透压降低从而渗入晶状体,晶状体变凸,可发生近视性屈光不正;当血糖得到适当控制而浓度下降,房水渗透压升高,晶状体内水分外渗,此时又可发生远视性屈光不正。屈光度的异常改变往往是双眼同时骤然发生,且常伴以散光。待病情好转后,屈光方面的异常改变可以恢复,但恢复速度远较发生时缓慢，一般往往在数周后才能恢复。

（二）眼睑病变

糖尿病患者可发生上睑下垂、睑缘炎、疖肿或黄疣。上睑下垂常因动眼神经麻痹所致。凡眼睑炎症或感染反复发作、久治难愈者，要考虑到糖尿病的可能性而测定血糖、尿糖。炎症的发生与患者糖尿病升高、体内代谢紊乱，以致机体抵抗力下降、细菌在人体内易于繁殖有关。糖尿病得到适当治疗后，有助于这些炎症的控制。

（三）眼外肌麻痹

糖尿病性微血管病变造成眼运动神经缺血性、炎性病变，发生眼外肌麻痹，表现为复视及眼球运动受限。常突然发生，可伴呕吐。其中，以外直肌麻痹最多见，表现为患眼外转受限，向患眼外侧注视时复视最严重。在控制血糖和给予大量 B 族维生素、改善微循环药物等治疗下，常在 1~2 个月或 1 年内恢复。

（四）角结膜异常

角膜主要表现为触觉减退，也可发生皱襞性纹状混浊和角膜后色素颗粒沉着，与糖尿病病程及血糖的控制程度有关。

结膜最常见多发生于睑裂部的深红色小点状微血管瘤；其次是静脉迂曲、囊样扩张，毛细血管呈螺旋状。其位置、大小和形状常持续数月而无改变。糖尿病患者也较容易发生球结膜下出血。

（五）虹膜及睫状体异常

虹膜以表面新生血管增生多见，称为虹膜红变，多发生在晚期糖尿病患者，提示组织缺氧严重、眼底新生血管形成。这种血管危害很大，容易破裂发生前房积血。当其累及前房角，可引发新生血管性青光眼，造成顽固性高眼压。此外，由于糖原沉积在虹膜组织以及糖尿病性自主神经病变等，导致瞳孔对光反射迟钝。所以，当糖尿病病情严重的患者在眼部点散瞳药物时，瞳孔散大比较困难。

糖尿病性虹膜睫状体炎不很常见。其发生与患者抵抗力低、易于感染有一定关系。同理，糖尿病患者在手术中或术后也较易发生眼内感染。故糖尿病患者术后色素膜刺激症状往往较重，眼内炎发生率也较高。

睫状体可发生水肿、不全或完全调节麻痹。起病往往很急,常双眼同时出现,一般瞳孔仍可保持正常形状。糖尿病受控制后,调节可趋于正常。

(六) 眼压异常

当发生糖尿病酸中毒昏迷时,眼压可极度降低,甚至发生角膜塌陷。其主要原因为组织高度脱水,玻璃体容积变小,眼球变软,眼压降低。此外,当出现上述房角新生血管长入或虹膜根部发生前粘连时,则可继发青光眼,眼压升高。

(七) 白内障

晶状体的纤维膨胀除了以上提到的引起屈光的变化,还易变性混浊,发生糖尿病性白内障。其特点是发展迅速,而且在糖尿病患者中发病率较高、发病年龄较早。因此,老年性白内障患者需进行血糖定量检查,以便早期发现糖尿病并及时治疗,警惕白内障摘除术中和术后的并发症。

(八) 缺血性视神经病变

糖尿病对视神经的影响主要为缺血性损害,也可发生视神经炎或视网膜视神经炎。这些病变长期持续、得不到改善,则最终发生不可逆的视神经萎缩。

(九) 糖尿病性视网膜病变

糖尿病性视网膜病变(DR)是糖尿病患者视力下降乃至失明的主要原因。其发病率高,是 50 岁以上患者重要的致盲原因,在西方成为首要致盲眼病。随着我国社会经济条件改善,糖尿病患者日益增多,其中糖尿病性视网膜病变患病率达 44%~51.3%。但糖尿病早期可能无症状,糖尿病患者往往意识不到早期眼底筛查的重要性,而且目前我国筛查仍不够普及。所以多数情况下,患者已经发生了较严重视网膜病变、出现明显眼部症状后才来眼科就诊。这也是为什么我国发生不可逆盲的糖尿病性视网膜病变患者数量众多的原因。

糖尿病病程长、血糖控制差者糖尿病性视网膜病变发生率高。在糖尿病视网膜病变的临床研究中,根据散瞳后眼底检查下的病变进行严重分级(表 4-1,表 4-2),也是糖尿病诊疗和随访的重要参考依据。

糖尿病性视网膜病变特征是视网膜微血管瘤性扩张、渗漏、出血和闭

表 4-1 我国眼底病学组制定的糖尿病视网膜病变分期标准

糖尿病视网膜病变分期		散瞳检查眼底所见
单纯型	Ⅰ期	微动脉瘤或合并小出血点
	Ⅱ期	黄白色硬性渗出或并有出血斑
	Ⅲ期	白色"软性渗出"(棉絮斑)或并有出血斑
增殖型	Ⅳ期	眼底有新生血管或并发玻璃体积血
	Ⅴ期	眼底有新生血管或纤维增殖
	Ⅵ期	眼底有新生血管和纤维增殖,并发视网膜脱离

表 4-2 国际临床糖尿病视网膜病变严重程度分级

分期	病变严重程度	散瞳查眼底视网膜病变
1 期	无明显视网膜病变	
2 期	轻度非增生性糖尿病视网膜病变	仅有微动脉瘤
3 期	中度非增生性糖尿病视网膜病变	比仅有微动脉瘤重
4 期	重度非增生性糖尿病视网膜病变	有以下任一,但无增生性病变: 4 个象限均各有 20 个以上的视网膜内出血 2 个以上象限均有确定的静脉串珠样改变 1 个以上象限具有明显的视网膜内微血管异常
5 期	增生性糖尿病视网膜病变	以下一种或更多: 新生血管,玻璃体积血或视网膜前出血

塞,静脉扩张,黄白色脂质硬性渗出,视网膜缺血形成的棉绒斑。如果大面积视网膜缺血会刺激新生血管形成。新生血管易破裂出血,大量玻璃体积血、机化,导致牵拉性视网膜脱离。当有新生血管形成和(或)玻璃体或视网膜前出血,即表示糖尿病性视网膜病变由非增殖期或背景期进入增殖期。同时,糖尿病性视网膜病变的进展率也随年龄而上升,随着病情发展,最初

具有良好视力的老年糖尿病患者,失明的机会是年轻患者的 6 倍。

老年糖尿病患者最常见的眼底改变还有糖尿病黄斑水肿,可以发生在糖尿病视网膜病变的任何阶段,2 型糖尿病患者发生黄斑水肿症状的比例高于 1 型糖尿病患者。临床表现为视力下降明显以及视物变形扭曲,长期的水肿形成黄斑囊样变,黄斑视功能难以恢复(图 4-1,图 4-2)。

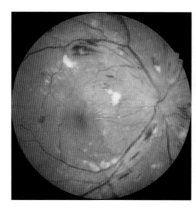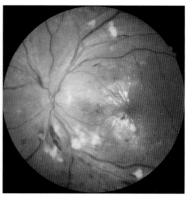

图 4-1　双眼糖尿病视网膜病变眼底照相

糖尿病视网膜病变患者在控制血糖的基础上,可以辅以甲钴胺(维生素 B$_{12}$)、维生素 C、改善微血管功能、促进微循环及叶黄素等药物治疗。对于增生期糖尿病视网膜病变,可行局部或全视网膜激光光凝术,阻止缺血病变继续恶化。对黄斑水肿可行局灶或格栅样光凝术、玻璃体腔注药术,减轻水肿。如果玻璃体积血严重或长期无法吸收、牵拉视网膜脱离形成,应行玻璃体切除术,并于术中行全视网膜光凝(表 4-3)。

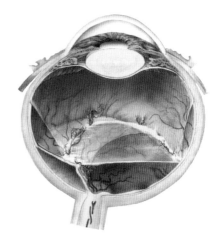

图 4-2　发生视网膜脱离的增殖型糖尿病视网膜病变

表 4-3　糖尿病视网膜病变患者推荐治疗方案

视网膜病变严重程度	CSME表现	随诊时间(月)	全视网膜光凝	荧光血管造影	激光治疗
1. 正常或轻微 NPDR	没有	12	不	不	不
2. 轻度或中度 NPDR	没有	6~12	不	不	不
	有	2~4	不	通常	通常
3. 严重或非常严重 NPDR	没有	2~4	有时	少	不
	有	2~4	有时	通常	通常
4. 非高危 PDR	没有	2~4	有时	少	不
	有	2~4	有时	通常	通常
5. 高危 PDR	没有	3~4	通常	少	不
	有	3~4	通常	通常	通常
6. 高危 PDR 不适合光凝（如屈光间质混浊）	——	1~6	不可能	偶尔	不可能

注:CSME= 临床显著黄斑水肿;NPDR= 非增殖性糖尿病性视网膜病变;PDR= 增殖性糖尿病性视网膜病变。

附:高血糖诊断路径(图 4-3)

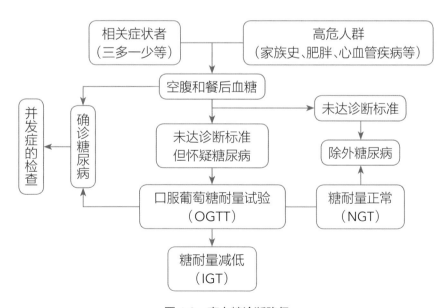

图 4-3　高血糖诊断路径

预防贴士

如上所述,糖尿病可引起眼部各个组织发生病变。而且在糖尿病早期,眼部就开始受高血糖的影响,缓慢发展的病变未改变视力或症状轻微未得到患者察觉或重视,若干年后,就极可能形成明显眼部损害。所以,首先要合理饮食、适度锻炼,建立健康的日常生活习惯,预防糖尿病发生;其次,定期进行常规健康查体,注意血糖、糖化血红蛋白检查,争取糖尿病及时发现、早期治疗,尤其有糖尿病家族史者要提高警惕。一旦发现糖尿病后,在内科医生指导下严格控制血糖、血压、血脂,每半年到一年定期散瞳检查眼底。

这里需要强调糖尿病眼底检查散瞳的重要性。虽然许多糖尿病患者眼底黄斑区未见明显异常、中心视力仍较好,但周边视网膜其实已经发生了较严重的病变,只是患者本人未察觉到有关症状。所以大多数情况下,糖尿病患者眼底检查是一定要在散瞳前提下进行的,除非患者有散大瞳孔的禁忌证或具备小瞳孔全景激光扫描检眼镜。

如果血糖长期控制不良,或血糖突然急剧增高,发生视力障碍的情况下,建议及时向眼科专科医生就诊,详细告知眼部症状和全身病状况,有助于医生判断病情和采取有针对性的治疗措施,或进一步完善其他相应检查。

✦ 👁 提示

血糖水平是直接影响糖尿病性眼病(包括糖尿病视网膜病变)病情的决定因素,也应该是患者始终需要警惕的监测值。眼科对于糖尿病性眼病的专科治疗,包括视网膜激光光凝等,均为对症治疗,即"治标不治本"。如果长期高血糖控制不佳,眼部并发症仍然会进一步加重,预后也将愈差。此外,高血压、高血脂均是发生糖尿病性眼病的危险因素。只有将"三高"严格控制，辅以眼科治疗，才能真正做到糖尿病性眼病的标本兼治。

二　动脉硬化与高血压的眼部病变

视网膜动脉硬化与全身血管有一定关系，当视网膜动脉有老年性硬化的时候，提示周身血管有改变。而眼底是全身唯一能直接观察到动脉的部位，所以眼底检查对于全身病的辅助观察也具有重要临床意义。

（一）眼底动脉硬化

动脉硬化是指动脉的非炎性、退行性与增生性病变，动脉管壁组织增生变厚，僵硬、失去弹性。管径缩小，动脉血流减少，供应组织缺血。管壁脆弱，血压升高时可破裂出血。视网膜动脉属于小动脉，其病变主要包括动脉粥样硬化、老年退化性硬化和小动脉硬化。动脉粥样硬化与脂质代谢特别是高胆固醇血症有关，高血压可协同其加重病情，眼底除了偶尔可见的粥样硬化斑，筛板处的视网膜中央动脉粥样硬化可引起视网膜中央动脉阻塞，视力急剧下降。

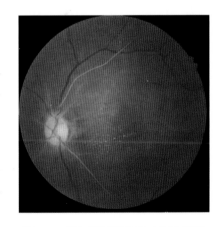

眼底动脉硬化主要表现为视网膜动脉血管细小狭窄、管壁反光增强，呈铜丝或银丝状，在动静脉交叉处可有压迫征等（图4-4）。这种硬化动脉对静脉的压迫严重时，可发生视网膜静脉阻塞，视网膜火焰状出血。动脉硬化的眼底改变与高血压早期略同，常和高血压眼底表现相互联系。

图 4-4　视网膜动脉硬化症眼底照相

（二）高血压性视网膜病变

高血压是老年人常见的心血管系统疾病，表现为全身动脉压持续病理性上升及外周阻力增高，常合并心、脑、肾及眼部并发症，而且常与动脉硬化并存。高血压病程越长，眼底病变程度越严重。高血压性视网膜病变可反映高血压病的病程及其与全身重要器官的关系。一般来说，眼底正常者，心、肾功能多无异常；而有视盘、视网膜病变患者，左心室扩大或肥厚、肾功能不全者均有较高比例。

1. 缓进型良性高血压性视网膜病变 老年人原发性高血压常见,以慢性进行性血压升高为特征,约70%可引起缓进型良性高血压性视网膜病变。临床上采用Keith-Wagener四级分类法,由轻到重对病变程度进行分析。Ⅰ级:视网膜动脉痉挛或合并轻度硬化;Ⅱ级:视网膜动脉硬化程度比Ⅰ级明显,动静脉交叉处可见不同程度压迫改变,动脉反光增强,呈铜丝状或银丝状;Ⅲ级:除视网膜动脉狭窄与硬化外,尚有视网膜水肿、棉绒斑、硬性渗出、出血斑等;Ⅳ级:除Ⅲ级改变外,并有视盘水肿(图4-5)。

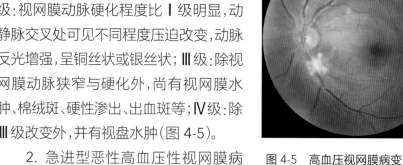

图4-5 高血压视网膜病变眼底照相

2. 急进型恶性高血压性视网膜病变 继发于肾病、内分泌疾病等全身其他疾病的高血压,因血压短期内突然急剧增高,引起视网膜及脉络膜血管代偿失调。恶性高血压眼底动脉显著狭窄、出血、渗出,视盘及其周围视网膜水肿,预后不良,而且常伴肾脏和大脑损害。

当眼底仅有Ⅰ至Ⅱ级血管病变时,眼科无须特殊治疗。主要依靠内科按治疗高血压的原则控制血压。若眼底有出血、渗出等影响视力时,可给以辅助药物治疗,如促进吸收、改善微循环及神经营养药物。

预防贴士

严格按照内科医生医嘱控制血压是高血压患者的首要注意事项。在此前提下,均应常规检查眼底,主要目的是为了解眼底情况,特别是视网膜血管的情况,作为局部和全身疾病情况的了解和参考。这不仅有助于诊断，并且也是估计预后和作为选择治疗措施的依据。因为高血压病的眼底变化与高血压病的程度以及患者的预后关系密切。眼底出现恶性高血压性视网膜病变时，多数预后不佳。不少患者没有任何症状，首诊在眼科查眼底后，建议内科检查，才发现并诊断为高血压病。有些头疼、头晕和视物模糊的患者，眼底检查发现恶性高血压性视网膜病变，所以眼底检查对内科病的诊治十分必要。

👁 提示

老年性眼底动脉硬化与全身血管病变程度不一定一致。视网膜动脉硬化明显，周身血管硬化应当得到重视。有统计表明，眼底改变以视网膜动脉硬化为主的患者易发生充血性心力衰竭、冠状动脉硬化性心脏病、脑血管功能障碍；以视神经或视神经视网膜病变为主者易发生尿毒症。但是，眼底无血管硬化改变并不能排除全身无血管硬化，有时可能有广泛、严重的病理改变。

三 肾病相关眼病

老年人的肾脏是最易受衰老影响的器官之一。临床上，老年急、慢性肾炎及尿路感染等，均可导致严重肾衰竭，从而发生代谢产物潴留，水、电解质及酸碱平衡紊乱和内分泌失调等临床综合征。最常见的外部体征即眼睑水肿，以晨起为重。尿毒症时，眼睑甚至可以出现尿汗。少数病例可并发眶软组织水肿、眼球突出和眼肌运动障碍。

老年肾病常伴有肾动脉硬化及高血压，眼底改变与高血压呈正相关。当收缩压大于 150mmHg，舒张压大于 130mmHg 时，88% 患者可伴有眼底改变;而收缩压大于 210mmHg 则 100% 有眼底改变。收缩压升高是导致眼底出血及渗出的主要原因。

急性肾小球肾炎少数可有视盘水肿、小动脉狭窄、视网膜轻度水肿、浅层出血及棉絮斑,随着病情好转,眼底可恢复正常。但老年人肾小球肾炎以慢性为多,严重贫血者可见球结膜水肿和球结膜下出血,眼底常呈高血压性视网膜病变和贫血性眼底改变。视盘可见充血、水肿、边界不清,如果贫血视盘色泽变淡,视网膜动脉血管弯曲、管径变细、管壁增厚,视网膜静脉迂曲扩张,于动静脉压迫处可出现被压迫现象;病情严重者视网膜动脉或静脉小分支可发生阻塞或视网膜中央静脉血栓形成,出现广泛的视网膜出血,甚至发生玻璃体积血或视网膜脱离,还可见棉絮状渗出及黄斑区星芒状渗出。

尿素氮高的患者眼底改变常较明显,血红蛋白低者视盘病变发生率高。慢性肾衰竭的眼底改变与尿毒症有关。几乎所有尿毒症患者均有眼底改变。

此外,球结膜微循环异常,如细小静脉弯曲度增加、细动脉变直变细、毛细血管瘤、囊样扩张、血柱不均匀及出血点等,往往是慢性肾炎的观察指标之一。

肾炎和高血压引起的眼底病变的治疗应从全身方面着手,主要进行内科治疗;眼科则主要根据眼底情况,为内科治疗提供参考。

预防贴士

老年人患泌尿系统如肾脏等疾患时,因常伴有不同程度的动脉硬化及高血压等,易发生视力方面的改变,如视物模糊、视物不见及一过性黑矇等,应及时去眼科检查。通过眼底检查,可协助疾病的诊断和治疗。晨起眼睑水肿的老年人,应于泌尿科就诊排查肾功能异常。

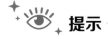 **提示**

肾病高血压患者应当注意,不能千篇一律地强调降低血压,以免反而促进眼底病变的发展;也不应单纯根据眼底形态,作为各种肾炎类型间的鉴别依据。对眼底病变治疗非必须的口服药物尽量不用,避免加重肾脏负担。

四　缺血性脑血管病相关眼病

脑的血液供应主要来自颈内动脉和椎动脉,而眼动脉又来自颈内动脉系统。因此,当颈内动脉狭窄、栓塞或缺血时,常会累及同侧眼睛,造成眼部供血不足。

眼动脉供血不足早期即可出现视觉障碍,如阻塞侧视网膜供血不足,可感到眼前闪光或一时视力减退,尤其当体位变动时更易发生,并且比较显著。

长期一侧的颈内动脉阻塞,同侧眼球由于供血不足,可有眼部痛或眉部钝痛,影响角膜和晶状体的正常新陈代谢,可发生角膜退行性混浊和白内障。而视神经和视网膜由于供血不足,可出现一系列眼底改变,如动静脉吻合、静脉扩张、小动脉瘤、棉絮斑、视盘和视网膜新生血管、视网膜动脉自发搏动,易发生视网膜出血、玻璃体积血及增殖性玻璃体视网膜病变,或原发性视神经萎缩,视力持续下降甚至失明。当严重缺血导致虹膜新生血管,则可继发新生血管性青光眼,不仅视力预后差,顽固高眼压造成的眼痛给患者造成很大痛苦,治疗也相当棘手。当视束和视放射缺血,则可发生同侧偏盲。

颈内动脉虹吸部栓塞时,可出现同侧反应性眼睑下垂和瞳孔缩小等交感神经麻痹症状;也可因反应性眼肌麻痹,而出现眼球运动障碍和双眼复视。

另一方面,老年人由于脑动脉硬化、动脉管腔变窄及内膜粗糙、血流缓慢、凝血机制改变等因素,易致短暂性脑缺血发作、脑血栓形成和脑栓塞,导致颅内视路或眼部相关脑神经供血不足,引起相应的视力下降、视野缺损、眼位异常、运动障碍和复视。比如,脑基底动脉栓塞时,可导致动眼神经、滑车神经和展神经麻痹,出现眼睑下垂和眼球运动障碍。

治疗方面应以解除缺血原因的内科治疗为主,必要时(如颈内动脉栓塞)可考虑手术治疗。眼科针对眼部病症进行辅助治疗。

预防贴士

患有高血压、高血脂和糖尿病的老年朋友,特别是经常头晕的情况下,要定期行颈动脉超声多普勒检查,明确有无颈动脉粥样斑块、狭窄或阻塞,及早进行相关内外科治疗。如果出现眼部缺血相关症状,可行眼球后血管超声多普勒检查,明确眼部有无供血不足。

提示

临床上如果出现肢体阵发性反复发作的麻木或运动失灵等脑血管功能不全的先兆症状时,去内科就诊的同时,应该去眼科检查。通过眼科检查所见,结合特殊体征,常会给脑血管疾病的诊断提供有价值的依据,使一些脑血管疾病得到及时救治。

五 风湿免疫系统疾病相关眼病

眼病不但与风湿病密切相关,许多免疫性疾病的首发症状就是眼睛的病变,包括:干眼症、角膜边缘溃疡或融解、巩膜炎、葡萄膜炎、视网膜血管炎、视网膜视神经病变等。

最常引起眼睛病变的免疫性疾病是白塞氏病,特征是口、眼、生殖器溃疡三联征。眼部病变中以虹膜炎、虹膜睫状体炎、葡萄膜炎、视网膜炎、玻璃体混浊、黄斑水肿较多见。

干燥综合征会导致干燥性角膜结膜炎;系统性红斑狼疮出现结膜炎、表层巩膜炎、干燥性角膜炎；系统性血管炎中常见的韦格纳肉芽肿病表现为眼球突出、结膜炎、角膜溃疡、巩膜炎、虹膜炎、视神经及眼肌损伤等；多血管炎，眼部受累可出现虹膜睫状体炎、巩膜炎、葡萄膜炎等。

常见的类风湿性关节炎也可引起眼部病变，主要有干眼、巩膜炎、角膜溃疡、白内障、葡萄膜炎等。类风湿性疾病患者往往会觉得眼部干涩，怕光，遇冷热刺激易流泪，眼睑重坠难睁，眼疲劳，晚间或阅读时加重。类风湿关节炎患者白内障发生较早，且进展较快，它与多种因素有关，如眼部炎症、局部激素类滴眼液的使用、全身药物的使用等。

强直性脊柱炎可以反复发作虹膜炎，严重时引起视力障碍甚至失明。

重症肌无力在眼部表现为单眼或双眼的上睑下垂、斜视和复视，眼球运动受限。重复眨眼、闭眼动作，症状加重，休息后好转。可用新斯的明试验和腾喜龙试验协助诊断。检查抗核抗体、类风湿因子等除外自身免疫性疾病。眼科无特殊处置，需用抗胆碱酯酶药物和免疫抑制剂治疗，特别是合并眼部以外其他症状时，需神经科及相应科室合作治疗。

如果常反复发作以上眼疾，应该当心患上了风湿免疫类疾病，应及时到风湿免疫病专科就诊。

提示

当眼部存在活动性炎症如葡萄膜炎时，须将炎症控制后再进行眼部手术。需要强调的是，此类眼病的病根在于原发病，控制风湿免疫系统疾病的病情是治疗相关眼病的前提。内科应用糖皮质激素和（或）其他免疫抑制剂进行全身治疗，同时也要注意全身用药的眼部并发症。

六 血液病相关眼病

血液病引起的眼部病变多发生在血液循环丰富的组织中。下面重点介绍常见的血液病对眼部的影响。

慢性贫血患者主要表现为眼睑水肿、眼睑皮肤及结膜苍白等。当红细胞或血红蛋白降至正常的 30% 以下时，眼底方出现明显的变化，并随病情进展加剧。眼底表现包括视盘水肿、颜色变淡,视网膜浅层出血、棉絮斑等。有些可见视网膜脱离和前部缺血性视神经病变,视物模糊或一过性黑矇,甚至永久失明。

白血病患者均可出现结膜下出血。约 70% 的急性期和 63% 慢性期患者有眼底改变。早期表现为静脉的扩张、迂曲,及周边视网膜浅层出血、Roth 斑、渗出,视盘水肿等。病变侵及眼眶及颅骨骨膜时,可引起眼球突出。急性白血病患者如合并黄斑部出血,则提示颅内出血发生率高。

红细胞增多症可出现短暂的视力模糊,飞蚊症、复视、眼睑皮肤及结膜血管充血扩张呈紫红色,视网膜静脉呈青紫色,以及缺氧的表现。

提示

及时发现并治疗血液病是改善眼部相关病症的根本途径。因此眼部出现类似病症而专科治疗无法缓解时,要结合全身情况,积极寻找病因,警惕有无血液病,避免延误治疗。

七 甲状腺相关眼病

甲亢可引起突眼,影响美观,也会给患者带来很多痛苦和困扰。但这只是甲状腺相关眼病众多体征之一。该类病变累及范围广泛,眶内组织均可受累,眼球本身也可发生继发性损害。甲状腺相关眼病与甲状腺内分泌轴功能异常密切相关,是一种自身免疫或器官免疫性疾病。可表现为眼部体征与甲状腺功能异常同时或提前或滞后出现,单眼或双眼同时发病,而临床上甲状腺功能可亢进、正常或低下。其主要眼征包括以下几个方面:

1. 上睑退缩。为最常见的早期表现,表现为睑裂增宽。

2. 上睑迟落。眼球由上向下看时,上睑不能随眼球下转而下垂,暴露上方巩膜。

3. 眼睑肿胀,球结膜充血、水肿,血管扩张,严重者结膜水肿可突出于睑裂外。

4. 眼球突出。40%~95% 的患者出现眼球突出,且多为双眼向正前方突出,但可先后发病。甲亢患者眼球突出发展较快。有些患者甲亢控制后,眼球突出更加明显,称为恶性突眼。

5. 复视及眼球运动障碍。眼外肌因炎症和纤维化而肿大、麻痹,下直肌和内直肌最易受累,重者眼球固定。CT、超声等影像学检查对诊断有一定帮助。

6. 眼睑闭合不全发生暴露性角膜炎、角膜溃疡,患者有明显疼痛、畏光、流泪症状。

7. 视神经病变。眶内组织水肿压迫及炎性浸润,视盘水肿或苍白,视网膜水肿或渗出、静脉迂曲扩张,表现为视力减退、视野缩小。

8. 严重者眼压增高,视功能受损害。

提示

针对甲状腺功能异常的全身治疗应在内分泌科医生指导下进行。眼部早期可应用免疫抑制剂控制炎症反应;睑裂闭合不全者,用湿房或睑裂缝合法保护暴露的角膜,并应用滴眼剂,尤其夜间应涂抗生素眼膏密闭睑裂暴露区;药物治疗无效或有禁忌证者可采用局部放射治疗;此外根据病情和患者需求,可选择眼眶减压术、眼外肌矫正手术或眼睑手术。

八　结核病的眼部表现

结核病,特别是肺结核患者,由全身或局部病灶内源性播散可引起眼结核。除晶状体外,眼部各组织均可受累。

1. 眼睑　皮下硬结,可发生干酪样变,形成溃疡或瘘管,经久不愈。愈合后可遗留瘢痕性睑外翻。

2. 结膜　有溃疡型、结节型、乳头增殖型、息肉型、结核瘤型及狼疮型,可单独发生,多为混合型,需活检确诊。

3. 角膜　对结核杆菌菌体蛋白过敏反应,表现为基质性角膜炎,女性多见,病程长,易反复发作。

4. 巩膜　因过敏可发生巩膜炎,如向角膜三角形或舌状浸润,称硬化性角膜炎。

5. 葡萄膜　结核性虹膜睫状体炎,罕见虹膜睫状体团球状结核瘤。脉络膜粟粒状结核是粟粒型肺结核的眼部表现,表明机体抵抗力低下,病情严重。

6. 视网膜　活动性结核可合并视网膜静脉周围炎,常见于年轻男性患者。

7. 眼眶　结核性眶骨膜炎较常见于儿童或青年,易形成瘘管或死骨,经久不愈。

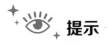

提示

眼部疾病久治不愈要考虑排除眼结核的可能。结核病患者需到当地结核病防治机构接受检查,并按照早期、联合、适量、规律、全程的原则进行有效治疗。

九　颅脑及躯干外伤对眼部的影响

颅脑和躯干外伤常常可累及眼部。这些情况下,抢救患者生命为首位,在生命体征平稳的前提下,需警惕眼部损害。

(一) 颅脑外伤

常可致眼球、眼眶、瞳孔、眼球运动神经、视神经、视路等的损害,造成视力、视野、眼球运动异常。

外伤应力(特别是外侧眉弓处受力)经颅骨传导,可以直接作用于视神经管处;颅骨骨折的压迫及骨折时的剪切力也会损伤视神经。损伤初期,视神经水肿,骨性视神经管的压迫进一步加重损伤。在患者生命体征平稳后,应及时应用大剂量糖皮质激素,明确有视神经管骨折者行视神经管减压术,尽早抢救视功能。

颅内蛛网膜下腔出血,常致双眼玻璃体积血。在患者生命体征平稳后,此类患者应散瞳查眼底或行眼球 B 超检查明确出血情况。少量出血给予止血药物治疗,大量出血不能吸收时可行玻璃体切除术。

颅底骨折可引起双眼睑及球结膜下淤血。颅前凹骨折可因眶内血肿而致眼球突出或眼睑皮下气肿。颅脑损伤引起颅内高压时双眼视盘水肿。原发性脑干损伤常有眼震。

(二) 躯干外伤

严重的胸腹部挤压伤,可引起远达性视网膜病变。患者主诉视力减退,眼底可见视网膜静脉充盈、迂曲,视网膜浅层火焰状或线状出血、棉絮斑等,1~2 个月可好转。此外,长骨骨折者可能发生脂肪栓塞所致的视网膜病变,尤其是视网膜中央动脉栓塞者,需要紧急处理,可行硝酸甘油含服结合降眼压、改善局部微循环等治疗。

提示

在抢救患者生命或全身病情的同时,应尽可能早期缝合眼部伤口、给予抗感染治疗等,及时请眼科医师会诊,以挽救患者视功能,切莫大意延误治疗时机。

十　耳鼻喉及口腔疾病对眼部的影响

作为眼睛周围的邻近器官,耳鼻喉及口腔的疾病也可能牵连眼部。常见情况列举如下:

1. 慢性扁桃体炎。如果慢性扁桃体炎患者由于细菌或其产生的毒素不断进入血液而引起菌血症或毒血症,可能导致葡萄膜组织等过敏,常见的有急性虹膜睫状体炎、视网膜脉络膜炎、全葡萄膜炎及视神经炎等。

2. 化脓性中耳炎及乳突炎。此类患者因颞骨及颞叶脓肿或局限性脑膜炎,导致患侧眼球运动脑神经的损害。严重者因颞叶脓肿,可致视盘水肿及偏盲。若颅内窦腔血栓形成,则眼睑、球结膜水肿和眼球轻突出。慢性感染病灶还可引起虹膜睫状体炎、视神经视网膜炎或视盘炎。

3. 鼻窦炎。眼眶壁和鼻窦紧邻,因此鼻窦炎常可侵犯眼眶,引起眶蜂窝织炎、眼眶脓肿、视神经炎或球后视神经炎。其他尚可见眼部反应性水肿、眼睑痉挛、眼球轻突出及眼部慢性炎症、不明原因流泪等。

4. 鼻窦肿瘤。鼻窦囊肿或肿瘤常侵入眼眶引起突眼,亦可仅出现视神经炎、视盘水肿、球后视神经炎,甚至视神经萎缩。

5. 鼻咽癌。病变易向颅底及颅内扩散,侵犯眼相关的脑神经,常先出现外直肌麻痹,有复视症状。还可引起突眼、斜视、眼球后及眼眶疼痛、角膜感觉消失及麻痹性角膜炎。

6. 齿槽脓肿。上齿槽脓肿可通过上颌骨及上颌窦引起眼眶感染,导致眶蜂窝织炎及骨髓炎。如果细菌毒素及组织蛋白分解物经常进入血液循环,可引起眼部过敏反应,角膜炎、葡萄膜炎、视神经炎等。

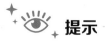 提示

对于原因不明的一些眼病,应常规检查耳鼻喉及口腔,发现病灶及时根治。如果有明确的耳鼻喉及口腔疾病史,应告知眼科医生,供诊断参考。

第五部分

眼科常见检查和治疗简介

一 视力检查和验光

眼科就诊首先需要通过视力表进行中心视力的检查。中心视力反映了视网膜黄斑的视觉敏感度。检查惯例是先右眼后左眼,遮盖对侧眼时勿压迫眼球。远视力检查为标准照明下分辨 5 米远等高视力表。

如果老年患者有屈光不正,则需通过验光进行屈光检查,主要目的是帮患者找到既能看得清楚又使眼睛舒适的矫正镜片,并且为眼科医生分析病情提供诊断依据。对于老年患者验光配镜,除了日常生活的远视力验光,还可根据阅读习惯距离(标准阅读距离为 40cm)进行阅读近附加(图 5-1)。

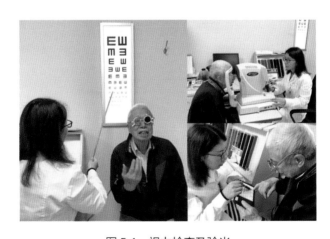

图 5-1　视力检查及验光

二　眼底检查

眼底检查其实包括了玻璃体、视网膜、脉络膜与视盘的检眼镜检查,一般在暗室里进行。

直接检眼镜多用于小瞳孔状态下后极部眼底的检查。但如果老年人瞳孔过小或需进行全视网膜检查,则需药物散大瞳孔,用直接或间接检眼镜、裂隙灯配合前置镜等对包括周边部眼底进行全面观察(图5-2)。受检者需双眼配合医生向上、下、内、外等各方向转动眼球,以利于周边部眼底的检查。虽然散瞳前进行眼压测量为目前常规做法,但有闭角型青光眼病史或家族史的患者仍有必要提前告知医护人员,避免散瞳诱发急性眼压升高。

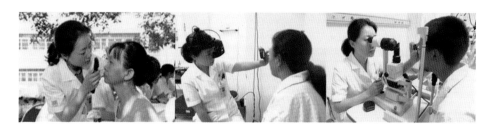

图5-2　直接检眼镜、间接检眼镜、裂隙灯前置镜检查眼底

三　眼压测量

眼压即眼内压(IOP),指眼内容物作用于眼球壁的压力。正常人眼压值的统计学范围为10~21mmHg。有接触式和非接触式眼压计两大类。目前广泛采用的是非接触式眼压计,利用空气脉冲的气流进行测量,无须像接触式行眼表面麻醉,不易引起患者之间的交叉感染。但是当眼压低于8mmHg和高于40mmHg时误差较大,或角膜情况不好的患者,也无法进行测量,这时往往需要借助于接触式眼压计。为避

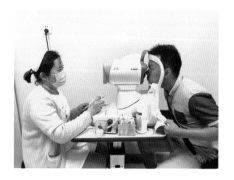

图5-3　非接触式眼压测量

免测量误差,两者检测眼压均需受检者配合向前或向上(仰卧位时)直视,身体放松,避免憋气、眼球转动及用力挤眼。角膜中央厚度也会影响眼压计的测量值,造成假性高眼压或低眼压的表现。角膜瘢痕等也会影响眼压的测量值。

　　一些情况下,无法进行眼压计检查时,医生会嘱患者双眼向下看,通过手指轻压眼球的波动感估计眼压,正常为 Tn,根据程度不同眼压升高逐级记录为 T_{+1}、T_{+2}、T_{+3},眼压低记录为 T_{-1}、T_{-2}、T_{-3}。眼压值的评价可参考第三部分"(六)关于眼压"。

四　视野检查说明什么问题

　　视野指检查周边视力达到的范围及该范围内各部分的光敏感度(图5-4)。视野检查结果通过灰阶或类似等高线描绘的视野地形图呈现(图5-5)。从粗略的对照法到精确的自动视野计,其检查结果均会受多种因素影响。从患者角度来讲,如果跟踪随访视野的变化(如青光眼患者),最好于同一家医院进行,从而避免因仪器差异、环境因素、操作者差异等对检查结果的影响,这样的对比结果才更有参考价值。患者本人在接受视野检查时需注意力集中,原则上受试眼视力应≥0.3(裸眼视力差需镜片矫正),老年患者还应注意避免上睑皮肤松弛遮挡瞳孔的情况或眯眼等动作,以减少对视野结果准确性的影响。

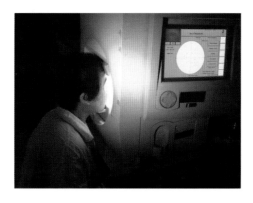

图 5-4　视野检查

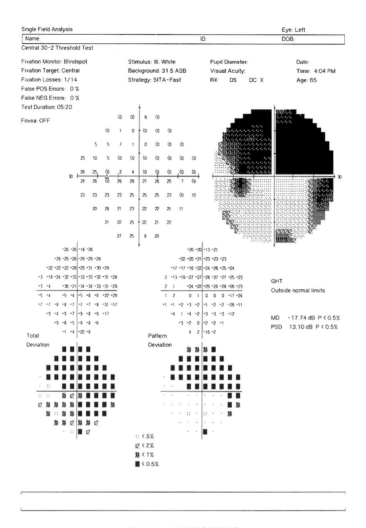

图 5-5　视野检查报告

五　相干光断层成像术（OCT）

相干光断层成像（OCT）是目前应用广泛的一种非接触无创检查方法，通过对眼透光组织做快速断层扫描成像，达到对屈光间质和视网膜（主要是黄斑部和视盘）断层结构改变的观察。OCT 图像分辨率高，可以清晰显示角膜、虹膜、晶状体等眼前段组织结构，黄斑和视盘形态特征、视网膜各层结构及厚度的变化,并对相关值进行测量,提供常规裂隙灯和检眼镜检查等无法探知的诸多病情信息,并可直观判定(图5-6)。比如,可以为黄斑水肿、黄斑裂孔及其治疗后恢复情况做相对精确的观察和测量。

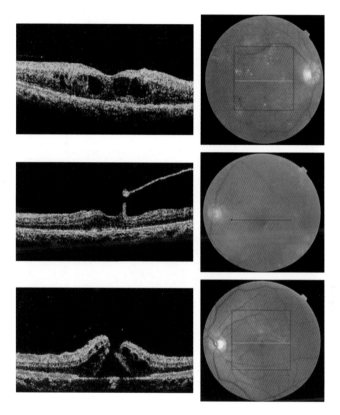

图 5-6　黄斑 OCT 扫描图像

六　眼部超声检查

眼部超声检查是利用特定频率的超声波在眼部各组织的反射波形图像,进行眼组织生物测量、眼内及眶内探测的方法,是应用广泛的一种眼科传统检查项目(图5-7,图5-8)。虽然目前出现许多新型检查手段,超声检查相比较具有局限性,但是眼部超声检查操作简便易行、无创伤、费用低廉,在许多情况下仍具有不可替代的作用,为眼科疾病诊断提供宝贵的参考价值,特别是关于眼屈光介质混浊时对眼内病情的探测、眼内异物、眼外伤、眼内及眶内肿物、视网膜及脉络膜脱离、白内障、人工晶状体植入术前及术后监测等。接受检查时,患者应采取仰卧位,轻闭双眼,配合检查者要求上下左右转动眼球,涂抹耦合剂的超声探头会轻压眼睑进行纵向和横向扫描。

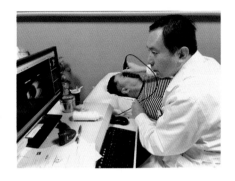

图 5-7　眼部超声检查

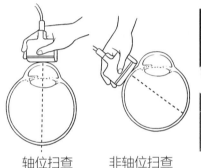

轴位扫查　　非轴位扫查

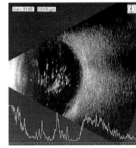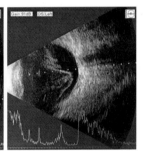

图 5-8　眼部超声检查

七　超声生物显微镜检查(UBM)

超声生物显微镜检查(UBM)是利用超高频超声技术观察测量眼前段结构(角膜、前房、虹膜、睫状体、晶状体等)断面的影像学技术(图 5-9)。患者需局麻眼液点眼,仰卧位,结膜囊内置眼杯,注入耦合剂,探头浸入进行检查。因此,无法保持仰卧位或眼表活动性病损者无法接受该项检查。UBM 对后房与睫状体的检查是 OCT 无法做到的,因此有不可替代的诊断辅助价值。

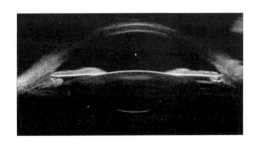

图 5-9　眼前节 UBM 图像

八 荧光素眼底血管造影(FFA)和吲哚青绿脉络膜血管造影(ICG)

眼底荧光素血管造影(FFA)和吲哚青绿脉络膜血管造影(ICG)均是通过静脉注射(一般为肘静脉)造影剂(前者为荧光素钠,后者为吲哚青绿),经血液循环至眼底血管,在特定波长的光激发下产生黄绿色荧光,用眼底摄像机连续拍摄荧光素在眼底血液循环的动态过程,用于观察视网膜和脉络膜血管及循环特点,进一步判断视网膜和脉络膜的病变(图 5-10~ 图 5-13)。

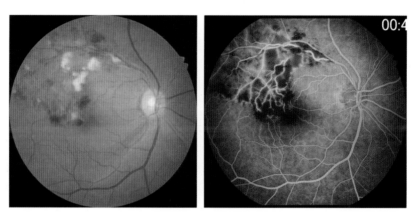

图 5-10 眼底荧光素血管造影图像(视网膜分支静脉阻塞)

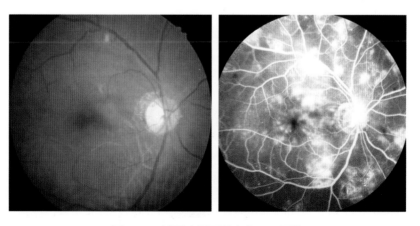

图 5-11 糖尿病视网膜病变 FFA 图像

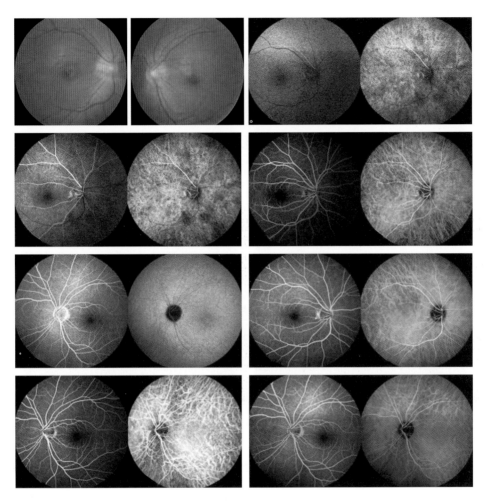

图 5-12　眼底荧光素血管造影报告图

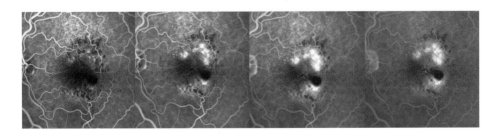

图 5-13　脉络膜吲哚青绿造影时程图像

一般人对造影剂具有较好的耐受性,少数人可有轻度恶心、呕吐等反应,个别会发生过敏反应,乃至休克死亡。因此,检查前患者或法定监护人需签署知情同意书,进行过敏试验;进行肝肾功能的抽血化验检查,肝肾功能不全者慎用或忌用造影剂。患者不应向医生隐瞒病史和过敏史,检查前需充分散大瞳孔(闭角型青光眼患者禁止散瞳),造影检查过程需要 20~30 分钟,其间应安静合作、尽可能睁大眼睛,如有不适应立刻告诉检查医生;造影后皮肤及尿液会发黄,需多喝水使荧光剂代谢排泄掉。

九　眼电生理检查的临床意义

眼电生理检查是通过记录视网膜被光照射或图形刺激时产生的生物电活动,以检测视觉功能,是一种无创性、客观性的检查方法,主要包括眼电图(EOG)、视网膜电图(ERG)和视觉诱发电位(VEP)(图 5-14)。受检者一般需端坐位,尽量睁大眼睛直视前方,保持眼球注视固视点,如果有屈光不正,需配戴眼镜以看清固视点;ERG 检查,患者需先散瞳;检查过程中应避免眼球运动、频繁眨眼、流泪、视疲劳等情况,检查前最好清洁皮肤与头发、利于放置皮肤电极,以免上述情况影响检查结果。

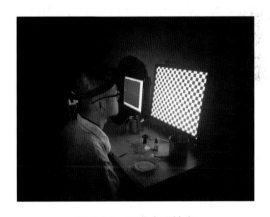

图 5-14　眼电生理检查

十　泪道冲洗和探通术

泪道狭窄、泪道不全或完全阻塞、慢性泪囊炎等是老年人常见的多发眼病,主要表现为溢泪、内眦分泌物增多等,泪道冲洗和探通可以确定病变部位或狭窄程度,并进行治疗。患者取仰坐位或仰卧头侧倾,接受表面麻醉后,操作者采用钝针头或泪道探针从下睑内眦侧泪小点进针,进行冲洗或探通,当泪道通畅时,冲洗液会顺鼻泪管流入咽部(图 5-15,图 5-16)。在操作过程中,如果患者有强烈的疼痛感或无法耐受不适感,应立即示意医生停止。

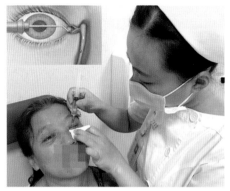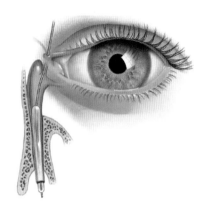

图 5-15　泪道冲洗示意图　　　　　图 5-16　泪道探通示意图

十一　眼前节 YAG 激光术与眼底激光光凝治疗

(一) 眼前节 YAG 激光术

脉冲 Nd:YAG 激光利用离子震荡冲击波的微爆方式达到切割组织的目的。适用情况包括晶状体囊膜切开(如后发障)、瞳孔膜切开、周边虹膜切除术(如闭角型青光眼)、瞳孔成形术、虹膜后粘连松解术、玻璃体牵引松解术等。

(二) 眼底激光光凝治疗

眼底激光治疗是利用激光的光热效应,对视网膜脉络膜病变造成光凝固形成瘢痕,从而封闭或破坏病变区域(图 5-17)。适应证包括糖尿病视网膜病变、视网膜静脉阻塞、视网膜静脉周围炎、急性视网膜坏死、视网膜变性区、裂孔或劈裂、黄斑水肿、脉络膜新生血管(如渗出性老年黄斑变性)、脉络膜血管瘤等。眼底激光治疗一般需根据眼底荧光造影(FFA)和(或)脉络膜血管造影(ICG)检查结果进行计划实施。

治疗前需知晓眼底激光治疗的可能并发症,如前房或玻璃体积血、视网膜裂孔、脉络膜脱离、虹膜灼伤、视网膜脱离等,签署知情同意书、充分散大瞳孔。治疗时患者需安静、保持端坐,眼表麻醉后放置接触镜。患者应避免用力挤眼等动作,配合医生要求保持眼位,特别注意避免猛然改变头位或转动眼球,否则易误伤正常组织或人工晶状体,如果激光误击中黄斑中心凹,还可

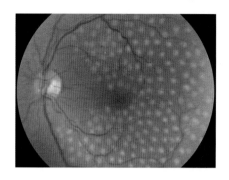

图 5-17 视网膜激光光凝眼底像

导致严重不可逆的视力损伤甚至失明。如果眼底光凝范围广,需少量分次进行,以减少眼底组织反应;如果光凝时间过长或老年患者体质较弱,治疗过程中如有任何不适或无法坚持,需示意操作医生暂停光凝,避免不良事件发生。

十二 眼部药物注射

眼部药物注射是为了提高药物在眼内浓度、增强药物强度、延长药物作用时间或眼部麻醉的常规方法,主要包括球结膜下注射、球旁注射、球后注射和玻璃体腔注射等方式。

结膜下注射:患者坐位或仰卧位,表麻眼药点眼,冲洗结膜囊,开睑器分开上下睑、充分暴露结膜,眼球向上或一侧注视、固定不动,将药物注入结膜下间隙内。

球旁注射(半球后注射)和球后注射:即沿眶内缘将药物注入眼球旁或眼球后肌锥内达到治疗及麻醉作用,是葡萄膜炎、眼底病、急性青光眼止痛、眼科手术麻醉等不可缺少的常用方法。

患者取仰卧位,眼周消毒后,按照操作者要求睁大双眼向上方或对侧斜上方注视,禁止随意转动眼球或头部及全身剧烈动作,待注射完毕后按压止血(图 5-18)。

老年患者需要注意：①全身放松，避免紧张恐惧心理诱发心脑血管疾病发作；②眼周消毒时，应轻闭双眼，避免用力挤眼，防止消毒液渗入眼内刺激角膜，引起角膜灼伤及不适；③部分患者药物注射后有不同程度的眼睑水肿，随着药物吸收会逐步减轻，无须特殊处理；

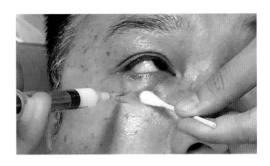

图 5-18　眼球旁 / 球后注射

④因血管损伤导致眼睑皮下淤血肿胀，局部 48 小时内冷敷止血，之后热敷可促进淤血吸收；如果损伤眶内血管导致较大量出血，眶压增高、眼球突出、球结膜下出血或皮下淤血，甚至睑裂无法闭合，需加压包扎，应用止血脱水药物，一般数日后可自行吸收，不留后遗症；⑤一部分患者可出现眼心反射症状，如心律失常、心率减慢，伴头晕、胸闷、呼吸困难、口唇发绀、恶心、呕吐、出虚汗等，避免紧张情绪，去枕平卧，吸氧，必要时会予肌注药物治疗，因此接受注射前应主动告知医生全身病史及过敏史，不应刻意隐瞒病情；⑥一旦针头刺破眼球，患者可有明显眼球刺痛、眼球运动受限、突发视力障碍甚或黑矇，应立即告知医生，停止操作，紧急处置。

　　玻璃体腔注射是直接将药物穿刺注入眼内玻璃腔的治疗方法，目前已被广泛应用和认可，主要包括抗新生血管生成药物（抑止眼内异常新生血管生长、视网膜渗出及水肿）、糖皮质激素、抗菌、抗真菌和抗病毒药物注射。由于药物直接进入眼内抵达病灶，针对性强、用药少、迅速达到药物治疗浓度、起效快、药物的全身毒副作用显著降低等，与其他给药途径相比，该方法优势显著（图 5-19）。但是，玻璃体腔注药的相关并发症和风险也较眼外注射明显增加，如眼内炎、眼压增高、玻璃体积血、视网膜脱离、视网膜色素上皮层撕裂、黄斑地图样萎缩、医源性白内障以及需多次治疗，尤其有心脑血管异常的老年人有发生心脑血管卒中的风险。

　　患者注射前准备：①拟注射前三天需频繁抗生素眼液点眼预防感染；

②注射前一天行泪道冲洗(如有脓性分泌物或结膜炎等暂缓注药,避免感染);③监测血糖、血压等全身情况,避免心脑血管意外;④完善术前血常规、凝血等常规检查;⑤充分了解注射风险、需多次注射治疗的可能以及预后不理想等问题;⑥一般双眼不同时注射。

患者注射术中注意事项同球旁注射相应部分。

注射后注意事项:①术后观察 1 小时方可离院;②当天无特殊情况一般不解开

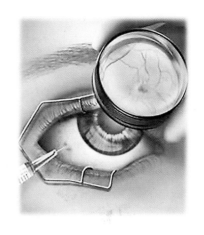

图 5-19 玻璃体腔药物注射术

纱布,纱布脱落后不可再用;③术后遵医嘱使用眼药水点眼;④术眼避免揉搓动作;⑤注药后一周内避免因洗澡洗头等脏水入眼;⑥注药后必须连续三天门诊复查;⑦高血压、糖尿病等全身疾病患者仍需继续用药。(注意事项:术前和术后使用的眼液需为新鲜无菌)。

术后常见情况:①眼前点状、絮状或圈样漂浮物:玻璃体内药物或注入少量气体的飘动;②眼白有鲜红色片状出血:球结膜小血管破裂所致,一般两周左右大部分自行吸收;③手术当天有眼异物感、流泪、轻度疼痛等不适,可能是术中角膜上皮等眼表组织损伤所致。

术后需立即就医的情况:①眼部疼痛或不适感增加;②眼睛红肿增加;③畏光症状加重;④眼前漂浮物数量或面积明显增加;⑤视物模糊或视力下降;⑥其他全身症状。

第六部分

眼部用药与保健小常识

一 怎样点眼药

　　局部点眼药是治疗眼表及眼前节疾病最直接、有效的给药方式,因此如何正确给药十分重要。患者略仰面上视,拇指轻压、扒开下睑,将眼药点入下睑结膜囊内,患者闭眼转目,眼药即可均匀涂布在上下睑结膜和眼球表面。切勿用力闭眼,以防将药液挤出。另外,滴眼药时还应注意不要直接将药液滴在角膜上。药液刺激角膜后,眨眼次数增多,会使药液外流而降低疗效(图 6-1)。

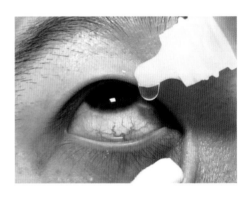

图 6-1　正确点眼药方式

　　由于结膜囊容量最多只有 30μl,而眼液每滴为 50~70μl,故每次点眼只需一滴眼液或适量眼膏即可,过多溢出,造成药物浪费。眼液点入结膜囊后,立即被泪液稀释,药物浓度很快下降,并随泪液从泪道排出,一方面药物作用时间短,另一方面药物进入泪囊易吸收入血。所以点药后闭目 5 分钟,并轻轻压住内眦部,堵塞泪管,以增加眼部吸收和减少因全身吸收导致的副作用。

　　相邻两次点眼的时间至少间隔 5 分钟,建议 15 分钟以上,应根据医嘱每日点药次数平均时间间隔用药,才会起到良好的治疗作用。

　　眼膏及眼用凝胶不易从结膜囊排出,能延长局部作用时间和减少全身吸收带来的不良反应,提高了眼药的生物利用度。但是用药后出现视物模糊,故不宜白天使用,医嘱多为晚上或睡前使用。

　　睑缘病变需涂眼药膏时,应先温和清洁眼睑皮肤,棉签蘸取少量眼膏,沿睫毛根部眼睑边缘单向轻轻涂抹,避免药物过多入眼或粘连睫毛造成不适(图 6-2)。

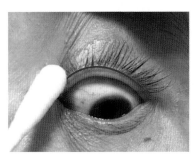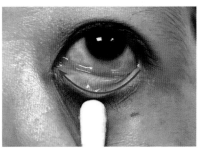

图 6-2　睑缘涂药方法

　　由于不同眼病轻重缓急差异,用药时必须严格遵循医嘱,同时弄清所用每种药物的名称和剂量,询问最合适的用药时间和频率。如闭角型青光眼急性发作,早期缩瞳眼药需每 5 分钟 1 次,半小时后改为每小时 2 次。如不遵循医嘱,按平时每日 1~4 次点眼,就不会起到治疗的作用。

二　老年人眼病用药应遵循的原则

　　老年眼病患者的合理用药,是现代老年医学的重要组成部分,也是眼科临床工作常遇到的一个难题。因为伴随着衰老,机体各器官、组织、甚至细胞的构成成分均发生了不同程度的改变,机能普遍减退,直接影响了其对外界的反应力和对药物的代谢能力。老年人由于这种生理性衰退,对药物的吸收、分布、转运、代谢、排泄等药物动力学特点均与青壮年有显著不同,主要表现为代谢水平下降、容易蓄积中毒、耐受能力降低,而且个体差异较大。

　　1. "不"用药原则　老年朋友首先要明白某些变性退化性眼病,是机体衰老的一部分,无论如何用药,也不能达到逆转的目的。比如已经发生的老视、老年性白内障、玻璃体液化混浊等,某些药物可能利于病情稳定,但不能消除病害或逆转病程。除了通过良好的生活和饮食习惯,做好眼部保健外,正确的诊疗观念也很重要。比如验光配镜矫正老视、手术去除中晚期白内障等是解决问题的必然途径,没有任何药物可以替代;而一般的玻璃体液化混浊不影响视力,没有必要做任何治疗。

2. 对症用药原则　生活中很多人只要是眼部不适,就自行购买抗生素眼药点眼,有些情况下这是无益甚至有害的。比如不伴有感染的干眼症,抗生素及眼药中的防腐剂对眼表细胞均有破坏作用,长时间使用反而会加重干眼症状。这就属于不对症的错误用药。

此外,老年人自我表达能力和反应能力均减退,对疾病的感受性差,自觉症状轻微,呈现不典型的临床症状。这种情况下,常常给诊断带来困难。老年患者要尽量全面、准确地向医生提供症状信息,医生要尽量避免误诊和漏诊,严格掌握用药适应证,确保安全有效。

3. 最小剂量用药原则　老年人代谢排泄功能减退,对药物耐受力降低、安全范围缩小。又由于个体差异较大,用药时较小的剂量也可能出现中毒或过敏反应。例如现在临床常见到因滥用眼药导致的角结膜炎、睑缘炎,症状严重,顽固、不易治愈,简直无药可治,往往在停用大量且繁杂的眼药后,反而会逐步恢复。

4. 简化用药原则　某些老年眼病患者,常是几种眼病共存,此时不可采用多种药物包围,企图将多种疾病"一网打尽"的用药方法,只能先治疗急、重病,尽量减少用药种类,以避免某些药物间的拮抗作用。另一方面部分老年人同时患有多系统疾病,多科就诊,多科开药,多种药物同时应用,药物毒性和不良反应发生概率骤增。所以,建议老年患者将所有必须药品列出清单,咨询各科医生有无对其他疾病有害、类型重复或相互降低药效的药物,尽量简化用药。

5. 个体化用药原则　由于每个人的体质差异,老年退行性变所致不同脏器、组织的功能变化也因人而异,不同个体对药物的敏感性不尽相同,所以用药应遵循个体化原则。有些老年人经常以周围患相同疾病或感觉症状相似的老年朋友用药为参考,自行盲目用药,这样很容易延误自身病情、增加药物不良反应。一定要经过医生明确诊断、评估病情后合理用药。

6. 遵医嘱用药原则　很多人用药比较随意,特别是在眼药的选用上,认为比较简单,直接到药店选购。往往买到不对症、无效或副作用较大的眼药，也没有得到专业的用药方法指导，不仅点眼无益，还延误了病情，错过眼病最佳治疗期，导致病情加重、继发新的眼部病症。即使是简单的结膜炎因为成因、病程和病情严重程度等不同，用药种类、数量、点眼频次等也大相径庭。而且随着病程和疗程的进展，亦要复诊调整用药。

7. 严控用药疗程　一般眼部疾病的用药不能随意停药，也不能长久不息，用药期间应定期看医生，根据病情、药物治疗效果，合理适时减药和停药。抗生素眼药使用疗程不足，容易导致耐药问题；但是没有用药指征而局部长期点用抗生素眼液，不仅造成眼表菌群失衡，眼液中防腐剂等添加成分还损害眼表健康、加重干眼。糖皮质激素用药不够而随意停药，容易加重病情；但长期使用有继发青光眼和白内障的风险。抗青光眼眼药停用则眼压控制不良，但同种眼药长期点用而不监测眼压，可能有药物降眼压效果减弱的弊端，需及时更换其他药物。

8. 长期用药监测　对于必须长期服药的患者，应根据药物的种类、剂量及用药途径正确服用，并定期复查监测血药浓度、血象及肝肾功能。

9. 节制自服补药　减少和控制自服补养药，如确需补养时，原则上也是缺什么补什么，切不可滥用补药或把维生素当补剂。这样做不仅造成浪费，还会影响机体的正常功能，甚至中毒。更不可轻信、误信一些广告宣传，自购药物服用。

10. 科学存用眼药　任何药品都有有效期。一般眼药在开封点用后，就只有一个月的存放期，过期需丢弃。对于不含防腐剂 1ml 以内小塑料瓶装的眼药，打开后需当天用完，不能存放过久。药瓶滴嘴勿要碰触其他物体表面包括眼部，以避免污染，使用后盖好瓶盖。眼药需密闭存放于荫凉处，避免阳光直射，有条件于 4℃ 冰箱保存最佳。

三　药源性眼病

（一）眼表给药对眼部的损害

局部滴眼液长期使用，必将干扰眼局部微环境及水液平衡，从而导致眼表疾病的发生。常见情况如：局部大剂量或长期使用抗生素眼液可干扰结膜囊内的正常菌群生长,造成结膜囊内微环境失调,并可使耐药性细菌滋生、甚至真菌滋生而导致角结膜病变。此外,局部用眼液对眼组织的刺激亦可能导致刺激性结膜炎,如眼局部用磺胺醋酰钠、可卡因、硼酸等,以及全身用的利血平、洋地黄等。无论是全身或眼局部使用可致机体过敏的药物,如抗生素、磺胺类、巴比妥类及水合氯醛、保泰松等,均可诱发部分患者产生药源性的过敏性结膜炎。另外长期反复滴入眼液尤其是对角结膜具有毒副作用的眼液,或使用错误的滴眼液方法将眼液对准角膜长期滴入,可能导致角膜炎的发生。如将可卡因、丁卡因等局麻药反复滴入眼内,则可招致过敏性或中毒性角膜炎。

(二)眼药水防腐剂

常用的眼药水内大都含有防腐剂。眼睛常年被其冲刷,会扰乱眼局部生理环境,干扰泪膜组成,并威胁眼表组织的营养及正常润滑作用。严重者可诱发眼部刺激症状、结膜滤泡、充血、角膜浸润、泪膜紊乱等角膜及结膜病的产生。这种损伤尤其在长期使用含防腐剂眼药水的患者中更为常见。尤其是老年患者眼表组织代谢功能退化,加上行动不便,往往长期自行购买同种药物使用而不定时就医复查,因此目前滥用滴眼液造成眼部疾患的情况非常普遍。但是某些特殊情况也使眼药防腐剂对眼表长期侵害无法避免,如部分青光眼患者因病情需要必须依靠长期使用降眼压眼药以控制病情。

(三)易引发眼病的几类药物

一些全身和眼科局部用药可以继发眼部病症,长期用药人群应注意行定期眼科检查。现就老年人相关常用药物简述如下。

1. 皮质类固醇 全身或局部长期应用皮质类固醇可导致多种眼部疾病:

(1)皮质类固醇性青光眼:临床表现为高眼压,长期可致视盘凹陷、视野缺损及视神经萎缩等。高眼压的发生与是否为易感人群以及用药的种类、浓度、频率、时间长短等有关,一般停药后眼压可下降。但如果其他系统疾病病情需要,无法中止皮质类固醇的使用,那么眼科就诊进行降眼压药物治疗和定期监测眼压就十分必要。也有部分患者,即使停用该类药物,高眼压仍会持续存在,或者顽固性高眼压常规降眼压药物无法控制,需要借助手术等其他方式控制治疗。

(2)皮质类固醇性白内障:晶状体混浊常于后囊下皮质开始,严重者可完全混浊。对视力影响明显者可考虑行手术治疗。

（3）长期和不恰当地使用皮质类固醇激素可能诱发或加重角结膜细菌性、病毒性或真菌性炎症。

（4）长期大剂量使用皮质类固醇可引起黄斑区色素上皮屏障功能损害，使原有的中心性浆液性脉络膜视网膜病变加重，甚至发生泡状视网膜脱离。

（5）激素性视神经病变：长期使用激素可影响颅内血流动力学，当激素突然减量、停药或改换制剂2~3周时，可能会引起撤停综合征，表现为假性脑病，出现颅内压增高、视盘水肿和视网膜炎。临床表现为头痛、呕吐、视力模糊、视力减退等一系列症状。因此，激素使用应逐渐减量，不可随意骤停。

（6）激素性视网膜中央动脉阻塞少见，是使用激素最严重的并发症。主要见于局部应用，如球后注射可的松、额部皮下注射泼尼松龙时，可致缺血性梗死，造成视力严重损害。因此，眼局部应用激素应慎重，严格掌握指征及用药剂量和操作方法。

（7）激素性葡萄膜炎：皮下注射泼尼松龙或用地塞米松滴眼，个别患者可出现葡萄膜炎症状，眼前似有黑影飘、闪光、视物变形及视力下降等。检眼镜可见眼底有多种形态的葡萄膜炎病灶。一旦明确诊断应停用激素，避光和予以多种维生素、扩血管剂等治疗。

（8）激素性过敏性眼炎：长期使用激素可致接触性过敏眼睑炎、眼睑血管性水肿和结膜炎，也可因局部注射或点眼用药时出现眼部过敏，表现为眼睑皮肤瘙痒、弥漫性水肿、黄斑水肿等，应立即停用激素，予以抗过敏药物如氯苯那敏（扑尔敏）、苯海拉明等。

（9）激素性眼球突出。原因不明，罕见。系长期大剂量应用激素所致，表现为双眼突出。激素减量时，眼球突出度不降。

2. 心血管疾病药物　部分服用洋地黄的患者可有视物模糊及变色症状。常常视物为黄色，也可有绿色、棕色、红色或白色，可伴畏光等其他视觉症状。少数有结膜炎和眼外肌麻痹症状。

胺碘酮短期大量使用时，少数患者可见灯光周围绿色或蓝色晕环，药物减量后消失。长期用药易产生角膜颗粒状色素沉着，一般不影响视力，停药后数月可完全吸收。

硝苯吡啶(心痛定)服用后可引起眼内出血增多,患有高血压、冠心病者应慎用。

3. 抗肿瘤药物　肿瘤化疗药物可引起轻重程度不同的眼部症状。临床表现复杂多样,其中以角膜、结膜损害及视网膜和视神经病变居多,眼表充血及干眼较为普遍。白血病长期服用白消安可引起白内障。长春新碱主要引起神经毒性,包括视神经炎、视神经视网膜炎、脑神经麻痹、眼外肌麻痹引起眼球运动障碍及复视等。长期使用塞替派滴眼可致眼周皮肤和睫毛永久性脱色素。卡培他滨与 5- 氟尿嘧啶相似,也具有眼毒副作用,包括结膜充血、角膜水肿混浊、角膜上皮色素沉着、角膜新生血管等。还有报道平阳霉素致角膜穿孔的病例。丝裂霉素、他莫昔芬等都会对眼产生不良反应。

4. 风湿免疫系统疾病药物　长期或大剂量服用氯喹可导致角膜、晶状体和视网膜病变。氯喹引起的角膜色素沉着、视觉异常和触觉减退、睫状肌调节功能减弱等为可逆性改变,停药后可恢复正常。但氯喹对视网膜的损害不仅不可逆,而且有蓄积作用,视力下降、视野和电生理的异常等中毒病变,在停药后仍可继续发展。因此,应用此类药物前需常规行视力、色觉、眼底等检查,用药期间定期做眼部检查,以早期发现病变。

5. 抗结核药物　乙胺丁醇对眼的不良反应发生率与剂量有关,每日服用剂量超过 25mg/kg,可引发视神经炎、视神经视网膜炎,症状包括视力减退、红绿色盲、中心暗点,晚期可有视神经萎缩。多数停药后视力可逐渐恢复。下肢末梢神经炎也是常见并发症。服药患者应定期复查视力、视野、色觉和眼底,早发现、及时减量(每日 15mg/kg)或停药。长期大量使用链霉素、异烟肼也可引起中毒性视神经炎。

6. 抗青光眼药物　见第三部分青光眼须知相关内容。

7. 解热镇痛药　吲哚美辛能引起完全可逆的视网膜毒性反应,包括暗适应减弱、斑点状色素沉着和视力消失。布洛芬眼部不良反应主要有视力下降、色弱、中毒性弱视等。乙酰水杨酸主要副作用有中毒性弱视、幻视、皮质、眼球震颤、散瞳过敏性结膜炎、低眼压等。阿司匹林一般的过敏反应如眼睑结膜水肿、溃烂、角膜大泡、角膜上皮剥脱、视网膜出血等。

选择性环氧酶 -2 抑制剂类药物是广泛用于骨关节炎、风湿性关节炎、急性疼痛、痛经等疾病的药物,如:罗非昔布、塞来昔布、伐地考昔、依托度酸等。此类药物可导致暂时性失明、视物模糊、中心视野豆形样缺失、视野中橙色斑点症等,但上述并发症均可在停药72小时内消失。还可能导致视网膜中央或分支静脉阻塞。

8. 几类抗生素 磺胺类药物口服或静脉注射后可出现暂时性近视和双侧前部虹膜炎,可能由于药物过敏而引起睫状体充血性水肿和睫状肌痉挛的结果。此外还可出现急性闭角性青光眼、眼底后极部水肿、中心暗点视野缩小、瞳孔扩大、视神经炎甚至视神经萎缩。

氨基糖苷类抗菌药物若使用不当,可致视网膜毒性损害,甚至引起严重的视力丧失。该类药的眼毒性强弱依次为庆大霉素 > 妥布霉素 > 阿米卡星 > 卡那霉素。庆大霉素眼药可引起过敏性接触性结膜炎,严重者结膜可轻度角化,并可发生泪点水肿、狭窄阻塞。滴用庆大霉素或作球结膜下注射还可产生角膜上皮点状剥脱。若将大剂量庆大霉素注入眼内,会发生急性缺血性视网膜病变、黄斑和视网膜出血,以及球后注射引起中央静脉阻塞,视力短时间内可降至光感或无光感。

青霉素在眼部引起的不良反应主要有幻视、一过性视力障碍等。氯霉素主要引起视神经炎、共济失调、幻视,连续1个月使用可引起中毒性弱视、视神经萎缩等。过敏者,滴眼可导致过敏性结膜炎。四环素可引起暂时性近视、复视、眼球运动障碍、视盘水肿。

9. 抗精神病药物 抗精神失常药物大多需要长期服用吩噻嗪类药物,如氯丙嗪,其所导致的眼部并发症较多,如:结膜和巩膜色素沉着、角膜混浊、晶状体混浊、睫状肌麻痹等。此外,此类药物尚可引起视网膜色素沉着、视网膜色素变性等病变,表现为夜盲、视力减退甚至消失,严重者引起完全黑矇。此类药物所导致的色素沉着或病变可能与药物所致光过敏、光毒效应、光动力效应及影响内分泌等机制有关。所以长期用药后遭受日光或紫外线照射引起的眼部病变不可逆。而抗精神病药及抗抑郁药多能与胆碱受体结合,从而产生抗胆碱作用,进而可导致瞳孔扩大、眼压升高、青光眼、上睑下垂、视物模糊不清等毒副作用。托吡脂作为抗癫痫的辅助用药,曾报道其所致急性近视及急性视网膜条纹病例以及急性双眼闭角性青光眼等眼部并发症。左美丙嗪亦被报道导致一过性近视。

提示

了解以上常用药物可能对眼部的损害及其严重程度,应注意使用的安全疗程和剂量。治疗原发病的同时,尽力避免药源性眼病的发生,或眼科常规随访,在医生指导下合理用药。

四 老年人日常眼保健原则

步入老年之后,眼睛也会发生一系列衰老的变化,并且还可能因此产生多种疾病。但如果能遵循一些日常眼保健规律,在某种程度上就可以阻止或延缓疾病的发生和发展,从最大限度上维护眼病患者的视功能。

1. 生活起居规律 遵循生物日夜节律,生活起居规律,养成早睡早起的习惯,保持充足睡眠,对维护老年人健康、包括眼部健康均有非常重要的意义。日常生活环境整洁、空气清新通畅,避免缺氧导致的头晕、嗜睡、头疼、疲劳感等。老年人易出现眼干涩,应适当调节室内湿度。老年人休息的室内环境要安静,床铺不宜太软,枕头高度适宜,衣领、腰带不要束得太紧,保证头部血循环良好,避免眼部缺血缺氧。

工作、学习和家务劳动均应限制强度,劳逸结合,不可过于疲劳,造成体力透支。特别是过度用力可引起腹内压、血压和眼压的增高,易发生眼部小血管的破裂出血及青光眼发作;对眼部手术后的患者更应注意,以免影响手术切口的愈合。

2. 精神状态良好 保持良好的心理状态,情绪轻松愉快,对老年眼病患者的康复十分有益。老年人患眼病后,首先要正确对待自己的疾病,主动与医生配合。其次,多参加一些轻松的社会和娱乐活动,多与同伴交流,广交朋友,避免精神紧张和情绪躁动不安。长期持续的精神紧张可导致血压升高,影响睡眠,降低机体的抗病能力。情绪激动紧张、焦虑不安,生气、着急以及精神受刺激等可导致青光眼发作,还会使趋于稳定的葡萄膜炎等部分眼病复发及加重。

3. 适当体育活动 "生命在于运动"这句话同样适用于大部分老年眼

病患者。适当的体育活动能调动人体的积极情绪,改善血液循环,增强机体对外界环境变化的适应能力。采取小运动量及简单易行的活动,促进代谢、减少脂肪堆积,可减少部分视网膜血管疾病的患病风险。全身健康状况良好的老年人,即使患了眼病或实施眼部手术,恢复起来也较快。当然要因人而异,一些眼病,如前房和玻璃体大量积血、玻璃体后脱离过程中或视网膜脱离等,应避免剧烈运动。

4. 合理均衡饮食　饮食营养是维持每个人健康生活和疾病康复的重要条件,对老年眼病患者也不例外。而且部分老年眼病患者常会合并全身性慢性疾病,饮食健康就更为重要。老年眼病患者在饮食方面应注意低热量、低脂肪、低糖、低盐,充足的蛋白质、维生素和适当的矿物质;避免暴饮暴食和油腻、辛辣、刺激性食物,控制体重;戒烟酒,少饮浓茶和咖啡;多食新鲜水果和蔬菜,保持大便通畅。不良的饮食习惯不仅可间接通过某些全身病影响眼部健康,而且还可以直接诱发眼病发作或增加某些眼部疾患的风险。

5. 注意用眼卫生　老年人眼调节能力逐步下降,特别是老年眼病患者,双眼不宜久视,久视使血管扩张,营养物质和能量消耗增加,瞬目减少加重干眼症状,易引起疲劳和视物不清。室内光线要适宜,光线太强会使瞳孔缩小,光线太弱瞳孔持续放大,均易引起视疲劳。应及时验配或更换合适的眼镜。连续阅读或看电视时,不要超过 1 小时,中间应休息 10~15 分钟。长期户外紫外线照射或强光下,应配戴防护眼镜。眼部不适时,忌用力揉擦,要用软而干净的手帕轻轻擦拭。眼部炎症应及时就医,勿擅自用药,注意卫生隔离,避免传播。

6. 防治全身疾病　糖尿病、高血压、高血脂、动脉硬化等全身性疾病可危及眼的健康,甚至造成严重的眼部病变,永久损害视力。因此,应定期全身体检,如有此类全身疾病应及时到相关科室诊治,在医生指导下合理用药和监测,才能将相关眼病防患于未然。

7. 眼部定期检查　老年人应每年进行 1~2 次眼科检查,以早期发现青光眼、白内障、视网膜动脉硬化症、黄斑变性等老年眼病。如果有引起眼病的全身性疾病或确诊的眼部疾患,应遵医嘱根据病情轻重缓急,定期复查,监测病情和调整治疗方案。此外,高度近视等可引起视网膜脱离的高风险人群,可以通过定期检查周边视网膜变性的情况加以预防。

第七部分

老年人眼部营养与饮食

一　眼部保健营养饮食

我们机体组织的构成物质持续不断地进行更新,同时修复损伤,保证机体运作良好。而人体整体系统运作的高效性和防损伤、促修复的能力,来源于许多能量和营养物质的维护支持。当能量或物质更新不足,损伤无法被修复,就会成为永久性损伤,这样日积月累即会导致机体衰老。食物富含的各种营养物质对修复和保护机体有十分重要的作用,眼睛亦然。下文从各种眼组织特点的角度,介绍相关必需营养成分和抗氧化功能物质。老年朋友可以借鉴如何补充必需营养物质来保护眼睛健康、延缓眼部衰老。

(一) 眼组织成分与食物营养

角膜基质和玻璃体的组织结构虽然不同,但都包含相同的成分,即胶原与黏多糖。此外,占角膜厚度 90% 的基质层中,约 78% 为水分;玻璃体也是富含 98% 水分的胶样结构。晶状体富含高浓度的蛋白质以及约 69% 的水分,因为其蛋白质无法更新替代,所以对氧化损伤十分敏感。

视网膜光感受器细胞与视网膜色素上皮之间正常的结构与相互作用是产生电位、形成视觉的基础。两者结构的细胞均无法更新,因此结构成分的更新和抗氧化防御就很关键。光感受器细胞膜 80%~90% 为磷脂,8%~10% 为胆固醇,DHA(二十二碳六烯酸,俗称"脑黄金")为视网膜含量最多的不饱和脂肪酸。DHA 在产生视觉冲动的视杆和视锥细胞外节含量最高。

参照各眼组织的成分特点,可以有针对性地补充眼保健营养物质。

1. 胶原　胶原是一种纤维蛋白,是角膜、玻璃体以及眼结缔组织的主要结构成分。除了起到填充基质、保持弹性的作用,其精致、规律的排列保证角膜和玻璃体的透明性。我们机体的胶原为内源性,是由成纤维细胞生成的。饮食摄入氨基酸前体(甘氨酸、脯氨酸、赖氨酸)和维生素 C,可以促进组织中胶原形成。此外,眼部肌肉和肌腱中的胶原合成还与眼球及调节运动有关。

2. 黏多糖 黏多糖在角膜基质中主要为硫酸蛋白聚糖,在玻璃体中主要成分为透明质酸。黏多糖填充于胶原纤维之间,不仅起到维持组织形态、缓冲和保护的作用,而且允许水溶性分子扩散、抵制细菌或病毒的侵入,并与一些蛋白聚合生成糖蛋白和蛋白多糖。

3. 必需脂肪酸 脂肪酸在眼组织,尤其视网膜中,参与类维生素 A 的转运,构建细胞膜并增强其流动性;在止血和血栓栓塞过程以及前列腺素的构成中起作用;并于细胞间充当第二信使的角色。脂肪酸包括饱和脂肪酸和不饱和脂肪酸。

饱和脂肪酸存在于奶制品(奶酪、黄油、奶油)、肥肉、棕榈或椰油中,容易升高血胆固醇水平,所以不得超过身体总热量摄入的 10%。但是不饱和脂肪酸有降低血胆固醇水平的作用。单链不饱和脂肪酸存在于橄榄油中,可以占食物总热量的 20%;多链不饱和脂肪酸应占到 7%,可分为两类omega-3 和 omega-6,后两者比例应为 omega-6∶omega-3=5∶1。这些维持人体正常代谢不可缺少的脂肪酸,其中一些机体自身无法合成、或合成速度慢不能满足机体需要,必须通过食物供给,称为必需脂肪酸(表 7-1)。

表 7-1 必需脂肪酸食物来源列表

	omega-3	omega-6		omega-3	omega-6
鲑鱼、鲭鱼、青鱼	++		玉米油		+++
胡桃	+	+++	小麦胚芽油	+	+++
花生、开心果、杏仁		+	亚麻籽油	+++	+
鹰嘴豆		+	橄榄油		+
向日葵籽油		+++			

Omega-3 在鲑鱼和青鱼等、亚麻籽油等含量丰富。Omega-6 在植物油中含量丰富,如芝麻籽油、琉璃苣油、月见草油等。缺乏 omega-3 脂肪酸可

导致视力损害。多链不饱和脂肪酸饮食摄入越多,其在细胞膜的含量越丰富。

4. 类胡萝卜素　类胡萝卜素是主要存在于植物中的一种脂溶性色素,呈黄色、橙色和红色,但常常被叶绿素所掩盖。类胡萝卜素分为胡萝卜素和叶黄素两组。人体内的胡萝卜素主要包括 α-胡萝卜素、β-胡萝卜素、β-玉米黄质和虾青素,其中前三者可以转化为视黄醇(维生素 A)。叶黄素是胡萝卜素的氧化衍生物。动物自身不能合成类胡萝卜素,需要饮食摄取(表 7-2)。

表 7-2　类胡萝卜素食物来源列表

叶黄素和玉米黄质	蛋黄、南瓜、绿皮西葫芦、菠菜、西兰花、甘蓝、甜椒、藏红花、利浆果、猕猴桃、橙子、红苹果、芒果、桃
番茄红素	西红柿、藏红花、红苹果、橙子、黄瓜、杏、粉红西柚、葡萄、木瓜
虾青素	甲壳类动物、鲑鱼
β-胡萝卜素	胡萝卜、西兰花、甜椒、菠菜、南瓜、绿皮西葫芦、芒果、桃、杏、橙子

清除自由基、抗氧化损伤的效力:
番茄红素 > 虾青素 > β-胡萝卜素 > 玉米黄质 > 叶黄素

叶黄素和玉米黄质包含在视网膜光感受器细胞内,所以称为"黄斑色素"。黄斑色素有双重作用:防止氧化光化学损伤、吸收蓝绿光改善视功能。这些色素可以过滤光线,减少黄斑中心凹约 40% 的入射光,并中和纯态氧和其他氧自由基,抑制氧化损伤。

叶黄素和玉米黄质在蛋黄和菠菜中含量丰富,但是胡萝卜中缺乏。叶黄素在猕猴桃、南瓜、菠菜和藏红花中含量丰富。玉米黄质是最稀少的色素,存在于绿色和橙色辣椒中,但黄色和红色辣椒中缺乏。值得一提的是,枸杞中玉米黄质含量非常高($>5mg/100g$)。番茄红素在西红柿和木瓜等赤道水果中含量丰富。虾青素具有很强的抗氧化能力,在甲壳类动物和鲑鱼中大量存在。

植物中的类胡萝卜素需要经过烹饪得以释放,之后才能被人体吸收,但部分会被加热破坏。类胡萝卜素生物利用度的相关因素包括:食物颗粒大小和可消化性,脂肪、铁、亚麻油、纤维和总热量的摄入等。饮食中脂肪的吸收利于提高类胡萝卜素的吸收。相反,消化不良综合征、肠道迟缓症、肝肾功能异常、饮酒或药物等都会抑制细胞色素。吸烟会减少食物中类胡萝卜素的吸收,并降低类胡萝卜素的血浓度。

5. 视黄醇　维生素 A 是眼视觉形成和细胞分化的必要物质,也是维护生物体生长、繁殖和免疫系统功能正常的要素之一。维生素 A 有三种形式:视黄醇、视黄醛和视黄酸(维 A 酸)。自然界中,视黄醇只存在于动物体内。而植物中的类胡萝卜素为维生素 A 的前体物质。视黄醇和视黄醛之间可相互转换,但视黄醇转变为视黄酸不可逆。它们在视网膜光感受器的代谢和功能发挥过程中必不可少。眼的维生素 A 水平较低,还会影响结膜杯状细胞效力,产生干眼的早期症状。如果维生素 A 缺乏,即会导致夜盲、较重的干眼病以及角膜表面的角化和角膜软化。

但是,维生素 A 摄入超过 300mg 可以导致急性中毒,出现头晕、呕吐、头痛、共济失调和视觉障碍。当每日摄入的维生素 A 超过肝脏代谢能力,常会引起慢性中毒,表现为食欲下降、肌肉痛、贫血、脱发和各种神经异常。

β- 胡萝卜素推荐日最大剂量,男性不超过 9mg,女性不超过 7.5mg。

视黄醇在肝脏、蛋和牛奶中含量较多。类胡萝卜素在颜色较深的蔬菜以及黄色或橘色的蔬果中较为丰富。

(二) 眼抗氧化营养物质

人体每个细胞内都进行着氧化 - 还原反应,日常代谢过程中可产生大量自由基。自由基可使细胞内核酸发生突变,这是人类衰老和患病的根源。眼睛最常见的氧化损伤即光化学损害。视网膜对氧化损伤最敏感,尤其是多链不饱和脂肪酸膜脂、细胞色素、线粒体黄素酶、核黄素等。黄斑区对脂质过氧化十分敏感,而且随年龄增大敏感性增加,这也是老年黄斑病变的发病原因之一。

眼睛同其他机体组织一样,具有防御氧自由基的抗氧化体系。抗氧化体系正常发挥作用,关键在于其组件成分和辅助因子的可得性,而这些物质均来源于饮食摄入。

1. 维生素　维生素 C 抗氧化作用众所周知,其为水溶性维生素,还可促进铁的吸收。就全身而言,维生素 C 中度缺乏可致出血和齿龈炎,重度缺乏可致坏血病;眼部表现为结膜或眼睑出血以及干眼症,并可使视网膜更易遭受强光损害。

食物补充维生素 C 可以防止氧化损伤,推荐日摄取量为 60mg。富含维生素 C 的食物包括:柑橘类水果、苹果、香蕉、葡萄、番茄、土豆、花椰菜、甜椒、其他绿色和黄色的蔬菜。

维生素 C 对热以及暴露在有氧环境较为敏感,所以这些蔬果经长时间高温加热后,其中的维生素 C 会被大量破坏。喝酒也会降低水溶性维生素(包括维生素 C)的储备。但长期大剂量摄入维生素 C 易发生肾结石。

另外需要特别注意:维生素 C 抗氧化损伤的作用同维生素 E 紧密相关。

维生素 E 为脂溶性维生素,为体内有效的清道夫,可以中和眼内因光毒性损伤形成的自由基,因此可以保护光线对视网膜的损伤。特别是对于像视网膜这样富含多链不饱和脂肪酸的组织,维生素 E 能够抗脂质过氧化。视网膜中维生素 E 含量极高,尤其在黄斑区色素上皮,但随着年龄增长而减少;而在外层视网膜的含量随年龄增长而缓慢增加。维生素 E 缺乏可激活视网膜光感受器退行性变过程。

维生素 E 推荐日摄取量为 8~10mg。它在全麦谷物、酱油、豆类、坚果、花椰菜、球芽甘蓝、绿色阔叶蔬菜、植物油和鸡蛋等中含量丰富。

维生素 E 同其他脂溶性维生素一样,肠道吸收后通过淋巴系统进入血循环,由 β- 脂蛋白转运。一般来说,维生素 E 缺乏较少见。但是吸收不良综合征等可以造成继发性缺乏。吸烟可以刺激眼内血管内皮生长因子的生成,从而易诱发眼底异常新生血管形成。维生素 E 琥珀酸盐可以抑制这种细胞增殖和移行,而没有其他细胞毒性。但是吸烟者摄入维生素 E 可能增加脑出血的风险。过量维生素 E 还可致细胞介导的免疫反应异常。

2. 矿物质

(1) 锌在味觉、食欲、细胞介导免疫和伤口愈合等方面都起着重要作用。成人缺锌可致神经异常,如嗜睡等。锌促进视黄醇从肝脏动员,并参与百余种酶的功能,包括视色素的再生循环。锌在眼底组织中含量丰富,参与自由基的清除以及视网膜光感受器电信号的形成。

锌的摄入推荐剂量为 7~10mg/d。动物来源比植物来源的锌生物利用度更高,含量较丰富的食物包括,麦芽、啤酒酵母、南瓜子、海产品(牡蛎)、蛋、肝脏、牛肉和羔羊肉。

肝硬化和糖尿病患者更易有血锌水平偏低的危险,此外还有吸收不良综合征和服用利尿药的患者。食用纤维丰富的全麦面包、寄生虫感染、铁和钙水平较高、长期酗酒、吸收不良、肠内营养不良等也可有锌缺乏。锌缺乏可使胸腺和淋巴细胞发育迟缓。而锌摄取过量可导致头痛、恶心、胃痉挛、呕吐、腹泻和惊厥。锌水平过高有毒性,可致贫血。

(2)硒为细胞抗氧化防御系统与细胞膜抗氧化相关酶的基本成分。硒有促消化、利于脂质和维生素 E 吸收的作用;还可增强细胞抗氧化能力,减少机体对维生素 E 的需求量。

硒的日摄取推荐剂量为 55μg。蔬果中硒含量与其生长土壤成分有关。麦芽、硬质小麦、麦麸、西蓝花、大蒜、洋葱和土豆等含有较多的硒,其他蔬菜和水果中含量较少。此外,鱼(金枪鱼、沙丁鱼、鳎目鱼和鳕鱼)、海鲜、红肉、肝脏和蛋类等也有一定含量。长期静脉滴注的患者会缺硒。

(3)铜在眼内含量很高,参与了色素的形成过程;也是抗氧化的 SOD(超氧化物歧化酶)基质酶和一些线粒体酶的构成成分。一些老年相关视网膜病变与含铜酶类活性的降低有关。

铜的推荐日摄取量为 1.2mg。含铜食物有海产品、甲壳类动物、豆类、坚果、巧克力、肉类、全麦谷物和土豆等。食物中铜的摄取必须同时以锌和食用纤维为条件。缺铜很少见,一般与低蛋白饮食相关。急性铜中毒一般日吸收量超过 10mg 会出现,症状有恶心、呕吐、腹泻,最重为溶血性贫血,一些有神经症状的病例可表现为昏迷。慢性蓄积性铜中毒可导致 Wilson 病。

(4)镁是线粒体超氧化物歧化酶的成分,为骨组织结构所必需。镁的日摄取量 1~10mg。坚果、绿色阔叶蔬菜、水果、豆类(豌豆)、甜菜、蛋黄、全麦、冻干咖啡、茶和可可粉等均含镁。钙、磷和大豆蛋白可妨碍镁的吸收。饮食过于精细可导致镁缺乏。

3. 其他抗氧化防护性食素 生物黄酮素大多存在于植物中,有清道夫的功能,与维生素 C 有协同作用,所以有时被称为维生素 C_2 或维生素 P,两者体内缺乏会相互影响。往往同一种植物中含有多种黄酮类物质。烹饪加热会减少或破坏生物黄酮素,这与维生素 C 相似。

表 7-3　生物黄酮素的来源列表

	绿茶	黑巧克力	红酒	森林浆果(蓝莓和黑醋栗)	柑橘类水果	红葡萄	大豆	苹果	洋葱
芦丁			+		+	+			
橙皮素					+				
槲皮素			+		+	+		+	+
儿茶酚	+	+	+						
多酚类			+						
花青素				+					
大豆异黄酮							+		

　　银杏早在公元 2800 年前即为中药所用,主要是血管舒张和抗凝作用,改善血液流变。银杏提取物可以调节新陈代谢、抗自由基,保护组织减少缺血性损伤。银杏抗氧化、抗凋亡和细胞保护作用得到广泛认可和应用。一般来说银杏相对比较安全,很少有副作用。但过量或不当应用也有出血风险,所以应用要遵医嘱。

二　常见老年眼病与营养

　　对于有干眼、青光眼、黄斑变性等疾病家族史的人群,或是此类疾病早期阶段的患者而言,通过饮食补充相应营养有益于眼睛。如维生素 A 为合成视蛋白所必需;维生素 C 和 E 构成了强有力的抗氧化系统;叶黄素和玉米黄质对眼的组织结构具有保护作用;硒和锌是强抗氧化酶的组成成分;银杏叶提取物具有舒张血管和抗凝的特性。这些营养物质均可通过饮食进行有效地补充。

(一) 干眼

　　干眼定义为眼表泪液量不足或成分的异常,伴或不伴有泪液的异常蒸发。其特点是泪液高渗,伴有眼表的炎症损害、视觉症状或不适感。眼表的病理学改变可以是干眼综合征(泪液分泌减少或蒸发过强)或其他与睑板腺或结膜相关的眼表炎症。有些患者各种类型的干眼可同时存在。

目前最广泛应用的为替代疗法,即局部点用人工泪液,但只缓解症状,并不能真正解决问题。许多治疗药剂仍在观察研究当中,其中也包括食疗。

蛋白质、维生素 A、维生素 B_6、维生素 C、钾和锌的充足摄入对于泪液的正常分泌是必须基础。高脂饮食、不恰当的盐摄入量、高胆固醇以及酗酒等均会引起泪液分泌功能异常。也不宜吃姜、蒜、辣椒等刺激性食物。

一般来说,身体健康的人群不存在营养不良的问题,但仍建议控制大量蛋白质、脂肪和糖类的饮食摄入;增加维生素 A(胡萝卜及绿、黄色蔬菜和红枣)、锌和叶酸(天然健康食品和蔬菜)摄入,因为维生素 A 对黏膜健康很重要,可增加结膜杯状细胞的数量、促使结膜上皮细胞分泌黏液;保证维生素 B_6(核桃、香蕉、豆类)和维生素 C(柑橘类水果)的合理摄入。一定要忌酒精和咖啡,减少盐的摄入。抗氧化物可以改善泪液分泌功能,提高泪膜稳定性,以及增加分泌基础泪液的杯状细胞的数量。当然水是占泪液绝对比重的成分,因此充足、合理的水分摄入十分必要。

控制与干眼有关的炎症也很关键。服用亚麻酸和 omega- 亚麻酸,尤其与维生素 C 和 B_6 一同服用后,分泌腺体内的一种强抗炎作用的前列腺素浓度增加,有利于泪液分泌。最近对类风湿关节炎患者施用亚麻酸和 omega- 亚麻酸的双盲试验证明,患者的干眼症状得到明显缓解,泪液的炎症反应指标也得到改善。

干眼患者泪液中乳铁蛋白浓度降低。乳铁蛋白浓度与病情严重程度相关,可以作为诊断指标。它可以起到抗氧化和抗菌的作用,并且口服易于被胃肠道吸收。牛奶中即含有乳铁蛋白。

(二) 玻璃体变性

玻璃体是随着年龄增长而变化的胶样物质,近视眼玻璃体变性发生更早。玻璃体变性有两方面的改变,一是玻璃体胶原纤维的塌陷,二是玻璃体液化而形成的空洞。飞蚊症患者描述的漂浮物即这些空洞里胶原纤维形成的沉淀物。老年人玻璃体的这种液化腔更广泛,主要由细胞外胶原分子碎裂造成。

研究表明,基质蛋白酶及调控其功能的金属蛋白酶组织抑制剂等在玻璃体透明质酸的降解中起到重要作用。抗坏血酸盐和花青素可以抑制基质蛋白酶,从而延缓玻璃体的退行性改变。

玻璃体主要构成成分为水。治疗其他疾病的利尿药持续脱水和脱钾，会减少玻璃体中的水分，并最终改变水与纤维成分的比率，促成玻璃体后脱离与视网膜牵拉的形成。将玻璃体直接再水化利于玻璃体物质的重新膨胀，并减少玻璃体空腔内碎裂纤维的移动，改善患者眼前漂浮物的主观感受。

玻璃体中的胶原和透明质酸是眼内生成的。通过日常饮食或营养补充品等摄入它们的组成成分（葡萄糖醛酸、乙酰胺基葡萄糖、甘氨酸、脯氨酸、赖氨酸），能够为玻璃体的构成提供必需物质。

（三）白内障

年龄相关性白内障是目前全世界眼盲的首要病因。白内障的发展不仅与衰老有关，还与生活方式息息相关，比如吸烟就对白内障的形成有直接的影响。

白内障形成的一个重要机制为，晶状体内葡萄糖经果糖途径的特定代谢中产生氧化损伤。此外晶状体上皮细胞损伤以及中毒因素也起着重要作用。

叶黄素是晶状体内发现的唯一一类胡萝卜素。以下一些文献报道仅供参考。美国经过长达八年的跟踪研究发现，饮食摄入叶黄素较多的人群白内障发生率降低 18%。另一项研究结果表明，中年人大量摄入叶黄素后，到老年其白内障发病风险降低 60%；如果年轻时开始摄入，白内障风险降低 50%。饮食中大量摄入维生素 E，白内障的风险降低约 42%。血浆中维生素 E 的浓度与摄入量是正相关的，其主要与早期晶状体皮质混浊有关。另有研究表明，每周至少服用一次维生素 A 补充剂，坚持 1 年以上，晶状体皮质型与混合型混浊的风险分别降低 55% 和 40%。服用复合维生素也可降低白内障发病率。还有研究证实适量摄入维生素 A 可降低 40% 核型白内障的患病风险；吸烟者服用复合维生素可减少 50% 的患病率。此外，胡萝卜素、B 族维生素、复合维生素（包括核黄素、烟酸）、维生素 C（西红柿、橘子、苹果、葡萄、西瓜、猕猴桃、红枣、杨梅、草莓、桑葚）、锌和铜等均有减少白内障发病的报道。从营养学来讲，可常食用母鸡、黄芪、扁豆、红枣、黑枣、猪肝、鸡肝、羊肝、韭菜、绿茶和各种豆制品，以及胡萝卜、紫菜、红苋菜、红心甘薯、洋葱、南瓜、紫米等都可以起到一定防治作用。

但也有研究表明，这些补充剂包括抗氧化剂（绿茶等）对白内障的形成没有明显缓解作用,仍有待进一步研究提供证据。

(四) 青光眼

青光眼的首要任务是降眼压,防止或延迟视神经损伤。维生素 C 和硫酸氨基葡萄糖可以影响前房角小梁网的异常升压物质形成。大剂量口服和全身使用维生素 C 可以降眼压。最新研究表明,食物中补充维生素 PP(尼克酰胺)可以保护视神经节细胞。也有报道称肌肉注射丹参可以提高青光眼患者视力。其他营养物质包括硫辛酸、维生素 B_{12} 和褪黑激素。

改善青光眼患者视神经的血流供应情况,也是视神经保护的重要方面。血管调节可以通过补充镁,以及食用黑巧克力和 γ-3 脂肪酸。银杏叶提取物可以改善血流、减少血管痉挛、降低血黏度,并具有抗氧化活性,抑制血小板激活因子和凋亡;还可以改善眼动脉舒张期血液流速和视野,保护视神经免受谷氨酸盐的损伤。因此,银杏叶是治疗青光眼的有效药物。

卵磷脂作为视神经细胞膜和髓鞘的构成成分,主要存在于大豆中,并易于被人体吸收。其对改善中枢神经缺氧,包括青光眼,均起到有效的神经保护作用,并促进视功能的提高。

另外青光眼应避免一次饮水过多,血浆渗透压降低,房水分泌增加,眼压升高。忌烟酒、浓茶、咖啡、辛辣等刺激性食物,这些可使血管神经调节中枢发生紊乱,导致血管舒缩功能失调,使眼压升高,加重病情。多吃有利尿作用的食品,如赤豆、金针菜、薏仁、丝瓜、西瓜等。还可多食用补益肝肾的食品,如黄花菜、桂圆、红枣、花生、核桃、豆浆、猪肉、牛肉等。

(五) 年龄相关性黄斑变性

年龄相关性黄斑变性(即老年黄斑变性)可被氧化应激反应、异常的脉络膜血循环和玻璃膜退行性变等诱发。

年龄相关性黄斑变性的首要影响因素即为衰老,衰老与氧化损伤密切相关。视网膜含有大量脂褐素等感光分子。视网膜接受光刺激后,光感受器细胞代谢产生氧化物质 H_2O_2。通过脉络膜循环,视网膜接受大量氧的同时,也产生大量自由基,导致脂质过氧化损伤。当氧化应激反应上升,而包括抗氧化饮食不足在内的防御能力欠缺时,便可促发年龄相关性黄斑变性。

血管硬化是另一个发病因素。脉络膜血流阻力的增加与年龄和饮食有密切关系。低灌注造成的缺血可导致萎缩型年龄相关性黄斑变性。因此，很多心血管疾病的危险因素同样也是年龄相关性黄斑变性的高危因素。近期研究发现高同型半胱氨酸血症是引起血管内皮抗凝失效、易血凝的一项原因，与渗出型年龄相关性黄斑变性形成有关。

随着年龄增长，玻璃膜内脂质沉积量增加、转运营养的能力丧失，视网膜色素上皮层效力更低，形成玻璃膜疣。由于代谢的压力和摄氧减少，视网膜色素上皮释放血管生长因子，刺激新生血管的形成。而玻璃膜的钙化和分裂也利于新生血管膜生长，从而发生渗出型年龄相关性黄斑变性。

年龄相关性黄斑变性女性多发，尤其有生育史者。有研究表明，绝经期后补充雌性激素可以协调血浆及黄斑区色素上皮中脂质成分和维生素E分布，起到保护作用。

大量摄入饱和脂肪和胆固醇是高危因素，可以影响黄斑区玻璃膜的脂质沉积；适量饮用红酒（酚含量很高）有一定的保护作用。

吸烟使眼遭受的氧化水平更高，诱发组织缺氧、减少脉络膜血流。吸烟者血液中和呼出气体中脂质过氧化产物更多，保护红细胞的酶的活性减弱，黄斑色素上皮密度也降低。如果每天吸烟超过20至25支，特别是女性，年龄相关性黄斑变性的发病风险会非常高。即使每日吸烟少于20支，仍然有较高的患病风险。被动吸烟也具有一定危害性。

白内障与年龄相关性黄斑变性没有必然关系，但是观察到实施白内障手术后的患者老年黄斑变性病程进展较快。肥胖者血清中类胡萝卜素浓度较低、视网膜黄斑区色素缺乏，这些均促使年龄相关性黄斑变性发展。

因此，年龄相关性黄斑变性的饮食疗法应该包含以上方面保护机制的成分：抗氧化剂、发挥主要或辅助作用的酶；同时摄入维生素E和C，可以消除自由基，减少视网膜的光损伤，两者单独服用无效；维生素A具有抗氧化作用；通过饮食摄入补充胡萝卜素，可以明显减少年龄相关性黄斑变性发生；叶黄素和玉米黄素也是有益的营养物质；西红柿里的番茄红素对视网膜色素上皮具有抗氧化保护作用；补充锌可减缓早期年龄相关性黄斑变性进程，并有保护视力的作用；硒也是重要的抗氧化剂。

此外，有高血压、高血脂、动脉硬化等全身性疾病的老年人，要积极进行治疗。

(六) 糖尿病视网膜病变

糖尿病视网膜病变的饮食调养,仍然是以控制血糖为主要目的。根据病情合理控制饭量,可少食多餐。

禁止吃甜食和含糖量较高的瓜果,葡萄糖、蔗糖消化吸收快,食用后血糖迅速升高,可适当吃猕猴桃等含糖少、维生素 C 含量高的新鲜水果。少吃碳水化合物含量高的食物,如白薯、土豆、藕等。

糖尿病人应多吃高纤维食物,促进机体的糖代谢,如玉米、小麦、白菜、韭菜、豆类制品;含糖低的蔬菜,如西葫芦、冬瓜、南瓜、青菜、青椒、茄子、西红柿;缺钙能促使糖尿病人的病情加重,多吃含钙的食物,如虾皮、海带、排骨、芝麻酱、黄豆、牛奶等;硒与胰岛素相同,有调节糖代谢的生理活性,富含硒的食物能降低血糖、改善糖尿病症状,如鱼、香菇、芝麻、大蒜等;富含维生素 B 和维生素 C 的食物有利于延缓糖尿病并发症的进程,对减轻糖尿病视网膜的病变、肾病有利,如鱼、奶、白菜、豆类以及青菜、芥菜等。这些都有助于防治糖尿病视网膜病变。

(七) 老视

预防老视眼,除了合理起居、用眼卫生、积极户外活动之外,饮食营养是另一个重要方面。日常生活中,老年人可多食富含维生素 A 和 B、优质蛋白的食物,如各种粗粮、花生、黄豆、豌豆、瘦肉、鱼、蛋黄、牛奶、动物肝肾脏等。常吃黑豆和黑芝麻可使视力衰退减缓。还可补充一些菠菜、油菜、白菜、香菜、西红柿、茼蒿、胡萝卜、南瓜、核桃、桂圆等,以及富含维生素 C 的鲜枣、酸枣、沙棘、刺梨、猕猴桃、山楂等水果。

提示

合理饮食补充营养并不会对我们的健康需求有立竿见影的效果,但是能产生长期的正面影响。加强营养的摄入应该同合理的生活起居相结合。比如酗酒和吸烟等的负面作用并不会通过饮食消除,反而还会影响机体对营养物质的正常吸收。同时,还要从全身情况综合考虑,如 β 胡萝卜素可以增加吸烟者肺癌患病的风险。

三　维生素不合理摄入的危害

随着生活水平不断提高,老年朋友越来越注重身体保养,常常服用营养保健品,其中维生素类药物或产品最多。维生素是人体必需的营养物质,维生素缺乏会导致身体疾病,但过量也同样会损害健康。所以,应注意平衡饮食摄入必需维生素,如果饮食无法满足或特殊体质及病情需要,可额外补充维生素类制剂。维生素缺乏或过量可能引起的眼病列举如下。

(一) 维生素缺乏眼症

1. 维生素 A 缺乏　可有夜盲、干眼及角膜软化症。表现为在较暗光线下视物不清、眼睛干涩、易疲劳等。维生素 A 参与合成视紫红质、与眼的暗视觉有关,也与维持上皮组织的结构完整和促进生长发育有关。

2. 维生素 B_1 缺乏　有浅层角膜炎、眼肌麻痹、瞳孔散大、调节减弱、球后视神经炎、视神经萎缩等。表现出眼睛干燥、视力下降、瞳孔散大、对光反应迟钝、眼动时有牵拉痛、眼眶深部有压迫和痛感等。维生素 B_1 主要的生理作用是促进细胞的新陈代谢,特别是与神经的传导功能有关。

3. 维生素 B_2 缺乏　可引起脂溢性睑缘炎、结膜炎、酒糟鼻性角膜炎、角膜缘周围浅层新生血管形成、角膜混浊、白内障及球后视神经炎。表现为视力下降、眼睛怕光、流泪、结膜充血等。

4. 维生素 C 缺乏　可表现为眼睑、结膜、前房、玻璃体、视网膜、视神经鞘膜及眶内出血或积血,后者可引起眼球突出和眼外肌麻痹,白内障形成可能与维生素 C 含量不足有关。维生素 C 维持细胞间质的形成,参与组织细胞的氧化还原反应和体内其他代谢反应,并有软化血管的作用。

5. 维生素 D 缺乏　影响钙的吸收,老年人可有眼睑痉挛以及屈光不正等。

6. 维生素 E 缺乏　主要影响视网膜色素上皮功能,可导致视力减退。

7. 维生素 K 缺乏　少数合并视网膜出血,如颅内出血可引起颅内高压致视盘水肿及皮质盲等。继发性视神经萎缩可致盲。

(二) 维生素中毒眼症

1. 维生素 A 摄入过量　长期过量服用维生素 A 引起脑脊液分泌增多,

可引起头痛、恶心、呕吐、视盘水肿等一系列颅内高压综合征。有视盘水肿、视网膜出血、轻度突眼、眼球震颤和眼外肌麻痹等眼征,停用维生素 A 后症状迅速消失,但视盘水肿消退缓慢。

2. 维生素 D 中毒　表现为钙沉着于睑裂部结膜和角膜上皮下,与角膜缘间存一透明带,严重的角膜带状变性混浊可影响视力。其他尚可见斜视、眶骨硬化性骨质增生、眼球震颤、视盘水肿等。

此外,维生素 C 的摄入也不是越多越好。尤其对于一些有胃肠道疾患的人群来说,长期大量的维生素 C 摄入,可导致恶心、呕吐、腹泻、腹痛,严重者加重胃溃疡,导致胃出血甚至发生贫血。

(三) 富含维生素食物

1. 维生素 A　在动物肝脏、鱼类、鱼肝油、肉类、奶与奶制品、禽蛋中的含量最为丰富。绿叶或黄色蔬菜及水果,如胡萝卜、玉米、西红柿、西兰花、大白菜、苋菜、菠菜、莴苣、青豌豆、韭菜、青椒、红心白薯等蔬菜,以及橘子、柿子、杏、香瓜等水果中也都富含一定量的维生素 A。

2. 维生素 B_1　糙米、米糠、麦麸、黄豆及豆制品、花生、南瓜子、豆芽、土豆、杏仁、核桃仁、芹菜、动物肝脏、酵母和瘦肉中含量较多。

3. 维生素 B_2　富含于动物肝、肾、心等内脏,奶、酸奶、奶酪、蛋黄、鱼、肉类、酵母、全谷、豆类、坚果,木耳、苋菜、油菜、菠菜、芦笋、甘蓝、蘑菇、海带等。

4. 维生素 B_5(泛酸)富含于牛肉、蛋、鱼、新鲜蔬菜、动物肾脏和肝脏、豆类、蘑菇、坚果、猪肉、蜂王浆、全黑麦面粉等。

5. 维生素 B_6　分布很广,蛋黄、肉、鱼、奶、白菜和豆类中含量较多。

6. 维生素 B_{12}　富含于动物肝脏、牛肉、猪肉、蛋、牛奶、奶酪等。

7. 叶酸　富含于动物肝肾、豆制品、甜菜、蛋类、鱼、绿叶蔬菜(如莴苣、芦笋、菠菜等)、坚果、柑橘以及全麦制品等。

8. 维生素 C　富含于新鲜水果、蔬菜中,如刺梨、鲜枣、猕猴桃、辣椒、青椒、柑橘、番茄、豆苗、草莓、荔枝等。

9. 维生素 D_2　植物油和酵母中含量最丰富。

10. 维生素 D_3　动物的肝、奶及蛋黄中含量最丰富。

11. 维生素 E　植物油(如麦胚油、玉米油、葵花籽油、花生油、豆油)、深绿色蔬菜、核果、豆类、全谷类、肉、奶油、蛋中均含量丰富。

12. 维生素 K　青豆。

四　常见食物益眼营养成分

1. 蔬菜

番茄　富含多种维生素及微量元素;也是番茄红素和类胡萝卜素的重要来源。

土豆　富含淀粉,钾、维生素 C 和 B_5。

茄子　热量低,类胡萝卜素、类黄酮和维生素 C 含量高。

黄瓜　低热量水分多,含有维生素 C、钾和类胡萝卜素。

生菜　富含纤维素和类胡萝卜素(芦丁)。

菠菜　富含维生素 C 和芦丁,还含有铁和草酸(草酸妨碍铁的吸收)。

胡萝卜　富含 β- 胡萝卜素,促进利尿和肠道蠕动。

甘蓝　富含维生素 C 和大量类胡萝卜素(芦丁)。

卷心菜　富含维生素 C 和类胡萝卜素(芦丁)。

阔叶蔬菜　含有类胡萝卜素和类黄酮,叶绿素中存在类胡萝卜素。

南瓜　含有丰富的类胡萝卜素、维生素 C 和 B 族维生素。

甜椒　富含类胡萝卜素,特别是芦丁。

西葫芦　富含类胡萝卜素和维生素 C、E,热量低。

芦笋　富含纤维素,维生素 B_6、C,叶酸,类胡萝卜素和类黄酮。

大蒜　含有硒、锌和大蒜素(有抗菌、降酯和降血压的功效)。

洋葱　含有维生素 C 及大量类黄酮(槲皮素)。

洋姜　富含纤维素、矿物质盐和叶酸。

小葱　含有大量类黄酮。

菊苣(苦菜)　富含类黄酮和维生素 A、B、C。

茴香叶　含有类黄酮。

大头菜　富含类胡萝卜素和维生素 C。

红辣椒　含有类胡萝卜素和类黄酮。

西芹　含有类黄酮和解痉退热成分。

大葱　含有维生素 C 和大量类黄酮（槲皮素）。

百里香　含有类黄酮。

茴香　含有类黄酮及解痉成分。

薄荷叶　含有类黄酮和解痉成分。

2. 水果

苹果　富含果糖，类黄酮（槲皮素）和微量矿物质如锌和硒。

桃　富含纤维素，以及维生素 C、类胡萝卜素和类黄酮。

草莓　富含维生素 C 和花青素。

梨　富含维生素 A、C 和类黄酮。

橙子　富含蔗糖和大量维生素 C 与 β- 胡萝卜素，以及类黄酮（多存在于果肉间的囊壁中）。

香蕉　富含钾，以及维生素 C、A 和一些 B 族维生素。

葡萄　含有类黄酮和褪黑素（主要存在于葡萄皮）。

猕猴桃　维生素 C 含量极高。

芒果　富含维生素 A 和 C。

杏　含有维生素 C 和 β- 胡萝卜素。

菠萝　富含钾和 β- 胡萝卜素，菠萝蛋白酶有抗炎作用。

木瓜　维生素 C、硒、类黄酮和类胡萝卜素含量非常丰富。

西瓜　富含维生素 C 和类胡萝卜素。

樱桃　含有类胡萝卜素、维生素 C、类黄酮。

甜瓜　富含维生素 C 和类胡萝卜素。

葡萄柚　富含维生素 C 和类胡萝卜素。

柠檬　富含维生素 C、β- 胡萝卜素和类黄酮。

青柠　富含维生素 C 和 β- 胡萝卜素，类黄酮（多数存在于果肉间的囊壁中）。

鳄梨　热量高，富含单链不饱和脂肪，同时也含有维生素 E、谷胱甘肽（维生素 B 复合物，可预防白内障）、钾和 β- 谷甾醇（可降胆固醇）。

树莓　富含维生素 C 和类黄酮。

蓝莓　富含维生素 C 和花青素。

黑加仑　含有 omega-6 和类黄酮。

黑莓　含有铁、维生素 C 和较多的类黄酮。

橄榄　富含单链不饱和脂肪、维生素 E 和钾。

3. 肉类

猪肉　富含蛋白质及 B 族维生素。

牛肉　富含铁,脂肪含量较少。

羔羊肉　富含锌。

鸡肉　含有易消化蛋白质及高比例的饱和与非饱和脂肪酸。

蟹虾等甲壳类动物　富含 omega-3 脂肪酸和微量矿物质,特别是虾青素。

鲤鱼　蛋白与 omega-3 脂肪酸含量丰富。

鳕鱼　富含 omega-3 脂肪酸和硒,维生素 A、D。

金枪鱼　富含蛋白质和优质 omega-3 脂肪酸。

鲑鱼　富含 omega-3 脂肪酸和微量矿物质。

黑鲈　低脂易消化,蛋白含量高,富含 omega-3 脂肪酸。

沙丁鱼　富含 omega-3 脂肪酸。

凤尾鱼　脂肪含量低,富含 omega-3 脂肪酸。

鱼子　富含 omega-3 脂肪酸,但也有大量胆固醇。

鱼子酱　富含蛋白质、铁和大量硒,但是盐分和胆固醇含量也很高。

4. 蛋类　富含饱和脂肪酸,单链、多链不饱和脂肪酸以及芦丁,同时胆固醇含量也较高。

5. 乳制品

牛奶　糖、脂肪和蛋白质均衡;富含钙和磷,特别是含有脂溶性和水溶性维生素。

酸奶　除了很多活性酶,还含有 B 族维生素和叶酸。

干酪　富含易消化蛋白质,脂肪含量低,还有维生素 A 及部分 B 族维生素。

意大利乳清干酪　富含钙,较多维生素。

乳花奶酪　富含易消化蛋白质和钙。

6. 豆类制品

黄豆　含有蛋白和纤维素,以及大量的类胡萝卜素和类黄酮。

豌豆　富含维生素 C 及类胡萝卜素,以及植物甾醇(有降低胆固醇功效)。

红花菜豆　含有蛋白质和纤维素,较多类胡萝卜素和类黄酮。

扁豆　富含锌,维生素 B_1、铁,以及较多的类胡萝卜素和儿茶酚。

鹰嘴豆　富含碳水化合物和蛋白质,维生素 A、C,亚麻油酸(omega-6),类胡萝卜素和类黄酮。

黄豆芽　富含大豆异黄酮。

酸豆　含有维生素 A、C、E 和钠。

7. 其他

面包　富含维生素及纤维素。

橄榄油　含有丰富的不饱和脂肪酸。

葵花籽油　含有 omega-6 和维生素 E。

花生油　含有单链非饱和脂肪酸。

黄油　富含大量饱和脂肪酸。

红酒　含有白藜芦醇和类黄酮。

核桃仁　热量高,富含 omega-3。

杏仁　富含维生素 E、镁、锌、钙及铁。

松子　富含类黄酮和 omega-6。

葡萄干　富含糖、钾、钙和铁。

肉桂　可降低血胆固醇和甘油三酯,促进胰岛素分泌。

藏红花　具有极高含量的芦丁,以及一些 B 族维生素。

致谢

我要特别感谢我眼科职业生涯的领路人——我的恩师张卯年教授，毫无保留地传道、授业、解惑予临床知识与手术技巧，更以其严谨求实的治学态度、孜孜以求的敬业精神、创新进取的学者风范对我产生了重要影响。张卯年教授 1997 年出版的《老年眼病的防治》广受读者欢迎，本书充分借鉴原著作，结合眼科学发展，通过更多的科普图文展现给读者。高山安可仰，徒此揖清芬，谨以此书向恩师 1997 版的《老年眼病的防治》致敬！

感恩培育我成长的解放军总医院！我要真诚地感谢解放军总医院多年来给予我关怀帮助的各位领导、专家前辈和亲密战友。

特别感谢那些为本书做出贡献的好友与眼科同事，协助并提供了丰富的检查图片。梁紫岩博士提供了珍贵的外文原版图书。李海凌编辑给本书许多专业建议，并使内容形式得以更进一步完善，和她一起合作令人愉快。

感谢国内外的医学前辈与同道，他们的专业著作给本书提供了有意义的参考和丰富的营养。

感谢患者们多年来给予的尊重、信任、理解与期待，他们的真实需求为本书的动力与鞭策。

最后必须感谢人民卫生出版社用心关爱老年健康，忠实服务于社会卫生事业，给老年眼病选题与出版的机会，搭建起医患交流的桥梁。

编著者 张颖

08